面向人民健康
提升健康素养

相约健康百科丛书

面向人民健康
提升健康素养

相约健康百科丛书

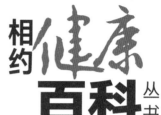

主动健康系列

家庭的健康密码

主编 ∥ 梁晓峰 罗力

人民卫生出版社

丛书专家指导委员会

主 任 委 员　陈竺

副主任委员　李斌　于学军　王陇德　白书忠

委　　　员　（院士名单按姓氏笔画排序）

于金明　王辰　王俊　王松灵　田金洲

付小兵　乔杰　邬堂春　庄辉　李校堃

杨宝峰　邱贵兴　沈洪兵　张强　张伯礼

陆林　陈可冀　陈孝平　陈君石　陈赛娟

尚红　周宏灏　郎景和　贺福初　贾伟平

夏照帆　顾东风　徐建国　黄荷凤　葛均波

董尔丹　董家鸿　韩济生　韩雅玲　詹启敏

丛书工作委员会

主 任 委 员　李新华

副主任委员　徐卸古　何翔　冯子健　孙伟

孙巍　裴亚军　武留信　王挺

委　　　员　（按姓氏笔画排序）

王凤丽　王丽娟　皮雪花　朱玲　刘彬

刘召芬　杜振雷　李祯　吴非　庞静

强东昌　鲍鸿志　谭嘉

本书编委会

主　　编　　梁晓峰　罗　力

副 主 编　　郑频频　曾芳芳　赵志广

编　　者　　（按姓氏笔画排序）

王长义　深圳市南山区慢性病防治院

王静夷　复旦大学

刘　丹　暨南大学

刘　俊　遵义医科大学

汤立晨　复旦大学附属肿瘤医院

李　颖　哈尔滨医科大学

李艳艳　深圳市慢性病防治中心

李镒冲　中国医学科学院阜外医院深圳医院

肖千一　复旦大学

张天天　复旦大学

易湛苗　北京大学第三医院

罗　力　复旦大学

郑频频　复旦大学

赵　楠　中国医学科学院北京协和医院

赵志广　深圳市慢性病防治中心

贾英男　复旦大学

郭　静　北京大学

梁争艳　山东省疾病预防控制中心

梁晓峰　暨南大学

程景民　山西医科大学

曾芳芳　暨南大学

虞炎秋　复旦大学

学术秘书　　赵　楠　张天天

陈竺院士
说健康

总序

　　人民健康是现代化最重要的指标之一，也是人民幸福生活的基础。党的二十大报告明确到 2035 年建成健康中国。社会各界，尤其是全国医疗卫生工作者，要坚持以人民为中心的发展思想，把保障人民健康放在优先发展的战略位置，加快推进健康中国建设，全方位全周期保障人民健康，为实现"两个一百年"奋斗目标、实现中华民族伟大复兴的中国梦打下坚实的健康基础，为共建人类卫生健康共同体作出应有的贡献。

　　为助力健康中国建设，提升人民健康素养，人民卫生出版社（以下简称"人卫社"）联合相关学（协）会、平台、媒体共同策划，整合各方优势、创新传播途径，打造高质量的纸数融合立体化传播健康知识普及出版物《相约健康百科丛书》（以下简称"丛书"）。丛书通过图书、新媒体、互联网平台等全媒体，努力为人民群众提供全生命周期的健康知识服务。在深入了解丛书的策划方案、组织管理和工作安排后，我欣然接受了邀请，担任丛书专家指导委员会主任委员，主要基于以下考虑。

　　建设健康中国，人人享有健康。党的十八大以来，以习近平同志为核心的党中央一直高度重视、持续推动健康中国建设。2016 年党中央、国务院印发的《"健康中国 2030"规划纲要》指出，推进健康中国建设，是全面建成小康社会、基本实现社会主义现代化的重要基础，是全面提升中华民族健康素质、实现人民健康与经济社会协调发展的国家战略。健康中国的主题是"共建共享、全民健康"，共建共享是基本路径，

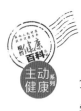

全民健康是根本目的。人人参与、人人尽力、人人享有，实现全民健康，需要全社会共同努力。党的二十大对新时代新征程上推进健康中国建设作出新的战略部署，赋予了新的任务使命，提出"把保障人民健康放在优先发展的战略位置，完善人民健康促进政策"。丛书建设抓住了健康中国建设的核心要义。

提升健康素养，需要终身学习。 健康素养是人的一种能力：它能够帮助个人获取和理解基本的健康信息和服务，并能运用其作出正确的判断和决定，以维持并促进自己的健康。2008 年 1 月，卫生部发布《中国公民健康素养——基本知识与技能（试行）》，首次以政府文件的形式界定了居民健康素养，我很高兴签发了这份文件。此后，我持续关注该工作的进展和成效。经过多年的不懈努力，我国健康素养促进工作蓬勃发展，居民健康素养水平从 2009 年的 6.48% 上升至 2021 年的 25.4%，人民健康状况和基本医疗卫生服务的公平性、可及性持续改善，主要健康指标居于中高收入国家前列，为以中国式现代化全面推进中华民族伟大复兴奠定了坚实的健康基础。健康素养需要持续地学习和养成，丛书正是致力于此。

健康第一责任人，是我们自己。 2019 年 12 月，十三届全国人大常委会第十五次会议通过了《中华人民共和国基本医疗卫生与健康促进法》，该法第六十九条提出"公民是自己健康的第一责任人，树立和践行对自己健康负责的健康管理理念，主动学习健康知识，提高健康素养，加强健康管理。倡导家庭成员相互关爱，形成符合自身和家庭特点的健康生活方式。"从国家法律到健康中国战略，都强调每个人是自己健康的第一责任人。只有人人都具备了良好的健康素养，成为自己健康的第一责任人，健康中国才有了最坚实的基础。丛书始终秉持了这一理念，能够切实帮助读者承担起自己的健康责任。

接受丛书编著邀请后，我多次听取了丛书工作委员会和人卫社的汇报，提出了一些建议，并录制了"院士说健康"视频。我很高兴能以此项工作为依托，为人民健康多做些有意义的工作。丛书工作委员会和人卫社的同仁们一致认为，这件事做好了，对提高国民特别是青少年健康素养意义重大！

2022年11月，在丛书启动会议上，我提出丛书建设要做到心系于民、科学严谨、质量第一、无私奉献四点希望。2023年9月，丛书"健康一生系列"正式出版！丛书建设者们高度负责、团结协作，严谨、创新、务实地推进丛书建设，让我对丛书即将发挥的作用充满了信心，也对健康科普工作有了更多的思考。

一是健康科普工作需把社会责任放在首位。丛书为做好顶层设计，邀请一批院士担任专家指导委员会的成员。院士们的本职工作非常繁忙，但他们仍以极高的热情投入丛书建设中，指导把关、录制视频，担任健康代言人，身体力行地参与健康科普工作。全国广大医务工作者也要积极行动起来，把社会责任放在首位，践行习近平总书记提出的"科技创新、科学普及是实现创新发展的两翼"之工作要求，把健康科学普及放在与医药科技创新同等重要的位置，防治并重，守护人民健康。

二是健康科普工作应始终心系于民。健康科普需要找准人民群众普遍关心的健康问题，有针对性地开展工作，方能事半功倍。丛书每一个系列都将开展健康问题征集活动，"健康一生系列"收集了两万余个来自大众的健康问题，说明人民群众的健康需求是旺盛的，对专家解答是企盼的。丛书组织专家对这些问题进行了认真的整理、分析和解答，并在正式出版前后组织群众试读活动，以不断改进工作，提升质量，满足人民健康需求，这些都是服务于民的重要体现。丛书更是积极尝试应用新

技术新方法，为科普传播模式创新赋能，强化场景化应用，努力探索克服健康科普"知易行难"这个最大的难题。

三是健康科普工作须坚持高质量原则。高质量发展是中国式现代化的本质要求之一。健康科普工作事关人民健康，须遵从"人民至上、生命至上"的理念，把质量放在最重要的位置，以人民群众喜闻乐见的方式，传递科学的、权威的、通俗易懂的健康知识，要在健康科普工作中塑造尊重科学、学习科学、践行科学之风，让"伪科学""健康谣言""假专家"无处遁形。丛书工作委员会、各编委会坚持了这一原则，将质量要求落实到每一个环节。

四是健康科普工作要注重创新。不同的时代，健康需求发生着变化，健康科普方式也应与时俱进，才能做到精准、有效。丛书建设模式创新也是耳目一新，比如立足不同的应用场景，面向未来健康需求的无限可能，设计了"1+N"的丛书系列开放体系，成熟一个系列就开发一个；充分发挥专业学（协）会和权威专家作用，对每个系列的分册构建进行充分研讨，提出要从健康科普"读者视角"着眼，构建具有中国特色的国民健康知识体系；精心设计各分册内容结构和具有中华民族特色的系列 IP 形象；针对人民接受健康知识的主要渠道从纸媒向互联网转移的特点，设计纸数融合图书与在线健康知识问答库结合，文字、图片、视频、动画等联动的全媒体传播模式，全方位、全媒体、全生命周期服务人民健康等。

五是健康科普工作需要高水平人才队伍。人才是所有事业的第一资源。丛书除自身的出版传播外，着眼于健康中国建设大局，建立编写团队组建、遴选与培养的系列流程，开展了编写过程和团队建设研究，组建来自全国，老、中、青结合的高水平编者团队，且每个分册都通过编写过程的管理努力提升作者的健康科普能力。这项工作非常有意义。希望未来，越来越多的卫生健康工作者能以高度的社会责任感、职业使命感，以无私奉献的精神参与到健康科普工作中，以更多更好的健康科普精品，服务人民健康。

衷心希望，通过驰而不息的建设，丛书能让健康中国、健康素养、健康第一责任人的理念深入人心，并转化为建设健康中国的重要动力，成为国民追求和促进健康的重要支撑。

衷心希望，能以大型健康科普精品丛书为依托，培养一支高水平的健康科普作者队伍，增强文化自信的建设力量，从而更好地为中华民族现代文明贡献健康力量。

衷心希望，读者朋友们积极行动起来，认真汲取《相约健康百科丛书》中的健康知识，把它们运用到自己的生活里，让自己更健康，也为健康中国建设作出每个公民的贡献！

中国红十字会会长
中国科学院院士
丛书专家指导委员会主任委员

2023 年 7 月

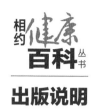

出版说明

　　健康是幸福生活最重要的指标，健康是 1，其他是后面的 0，没有 1，再多的 0 也没有意义。提升健康素养，是提高全民健康水平最根本、最经济、最有效的措施之一。党的二十大报告要求，加强国家科普能力建设，深化全民阅读活动。习近平总书记指出，科技创新、科学普及是实现创新发展的两翼，要把科学普及放在与科技创新同等重要的位置。在这一重要指示精神的指引下，人民卫生出版社（以下简称"人卫社"）努力探索让科学普及这"一翼"变得与科技创新同样强大，进而助力创新型国家建设。经过深入调研，团结广大医学科学家、健康传播专家、学（协）会、媒体、平台，共同策划出版《相约健康百科丛书》（以下简称"丛书"）。

　　为了帮助读者更好地了解和使用丛书，特将出版相关情况说明如下。

一、丛书建设目标

　　丛书努力实现五个建设目标，即：高质量出版健康科普精品，培养优秀的健康科普团队，创新数字赋能传播模式，打造知识共建共享平台，最终提升国民健康素养，服务健康中国行动落实和中华民族现代文明建设。

二、丛书体系构建

　　1. 丛书各系列分册设计遵从人民至上的理念，突出读者健康需求和

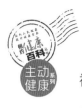

视角。各系列的分册设计经过多轮专家论证、读者健康需求调研，形成从读者需求入手进行分册设计的共识，更好地与读者形成共鸣，让读者愿意读、喜欢读，并能转化为自身健康生活方式和行为。

比如，丛书第一个系列"健康一生系列"，既不按医学学科分类，也不按人体系统分类，更不按病种分类，而是围绕每个人在日常生活中会遇到的健康相关问题和挑战分类。这个系列分别针对健康理念养成，到人生面临的生、老、病问题，再到每天一睁眼要面对的食、动、睡问题，最后到更高层次的养、乐、美问题，共设立 10 个分册，分别是《健康每一天》《健康始于孕育》《守护老年健康》《对疾病说不》《饮食的健康密码》《运动的健康密码》《睡眠的健康密码》《中医养生智慧》《快乐的健康密码》和《美丽的健康密码》。

2. 丛书努力构建从健康知识普及到健康行为指导的全生命周期全媒体的健康知识服务体系。依靠权威学（协）会和专家的反复多次研究论证，从读者的健康需求出发，丛书构建了"1+N"系列开放体系，即以"健康一生系列"为"1"；以不同人群、不同场景的不同健康需求或面临的挑战为"N"，成熟一个系列就开发一个系列。"主动健康系列""应急急救系列""就医问药系列""康养康复系列"，以及其他系列将在"十四五"期间陆续启动和出版。

3. 丛书建设有力贯彻落实"两翼论"精神，推动健康科普高质量创新发展。丛书除自身的出版传播外，还建立编写团队组建、遴选与培养的系列流程，开展了编写过程和团队建设研究，组建来自全国，老、中、青结合的高水平编者团队，并通过编写过程的管理努力提升作者的健康科普能力。丛书建设部分相关内容还努力申报了国家"十四五"主动健康和人口老龄化科技应对重点专项；以"《相约健康百科丛书》策划出版为基础探索全方位、立体化大众科普类图书出版新模式"为题，成功获得人卫研究院创新发展研究项目支持。

三、丛书创新特色

1. 体现科学性、权威性、严谨性。为做好丛书的顶层设计、项目实施和编写出版工作，保障科学性，成立丛书专家指导委员会、工作委员会和各分册编委会。

第十二届、十三届全国人大常委会副委员长，中国红十字会会长陈竺院士担任丛书专家指导委员会主任委员，国家卫生健康委员会副主任李斌、中国计划生育协会常务副会长于学军、中华预防医学会名誉会长王陇德院士、中国健康促进基金会荣誉理事长白书忠等担任副主任委员，三十余位院士应邀担任委员。专家们积极做好丛书顶层设计、指导把关工作，录制"院士说健康"视频，审阅书稿，甚至承担具体编写工作……他们率先垂范，以极高的社会责任感投入健康科普工作，为全国医务工作者参与健康科普工作树立了榜样。

人民卫生出版社、中国健康促进基金会、中国计划生育协会、中华预防医学会、中国科普研究所、全国科学技术名词审定委员会、健康报社、新华网客户端《新华大健康》等机构负责健康科普工作的领导和专家组成了丛书工作委员会，并成立了丛书工作组，形成每周例会、专题会、组建专班等工作机制，确保丛书建设的严谨性和高质量推进。

各系列各分册编委会均由相关学（协）会、医学院校、研究机构等领域具有卓越影响力的专家组成。专家们面对公众健康需求迫切，但优秀科普作品供给不足、科普内容良莠不齐的局面，均以极大的热忱投入丛书建设与编写工作中，召开编写会、审稿会、定稿会等各类会议，对架构反复研究，对内容精益求精，对表达字斟句酌，为丛书的科学性、

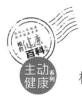

权威性和严谨性提供了可靠保证。

2. 彰显时代性、人民性、创新性。习近平总书记在文化传承发展座谈会上发表重要讲话，强调"在新的起点上继续推动文化繁荣、建设文化强国、建设中华民族现代文明，是我们在新时代新的文化使命"。丛书以"同中国具体实际相结合、同中华优秀传统文化相结合"理念为指导，彰显时代性、人民性、创新性。

丛书高度重视调查研究工作，各个系列都会开展面向全社会的问题征集活动，并将征集到的问题融入各个分册。此外，在正式出版前后都专门开展试读工作，以了解读者的真实感受，不断调整、优化工作思路和方法，实现内容"来自人民，根植人民，服务人民"。

在丛书整体设计和 IP 形象设计中，力求用中国元素讲好中国健康科普故事。丛书在全程管理方面始终坚持创新，在书稿撰写阶段，即采用人卫投审稿平台数字化编写方式，从源头实现"纸数融合"。在图书编写过程中，同步建设在线知识问答库。在图书出版后，实现纸媒、电子书、音频、视频同步传播，为不同人群的不同健康需求提供全媒体健康知识服务。

3. 突显全媒性、场景性、互动性。丛书采取纸电同步方式出版，读者可通过数字终端设备，如电脑、手机等进行阅读或"听书"；同时推出配套数字平台服务，读者可通过图书配套数字平台搜索健康知识，平台将通过文字、语音、直播等形式与读者互动。此外，丛书通过对内容的数字化、结构化、标引化，建立与健康场景化语词的映射关系，构建场景化知识图谱，利用人们接触的各类健康数字产品，精准地将健康知识推送至需求者的即时应用现场，努力探索克服健康科普"知易行难"这个最大的难题。

四、丛书的读者对象、内容设计和使用方法

参照《中国公民健康素养 66 条》锁定的目标人群，丛书读者对象定为接受九年义务教育及具备以上文化水平的人群，采用问答形式编写，重点选择大众日常生活中"应知道""想知道""不知道"和"怎么办"的问题。丛书重在解决"怎么办"，突出可操作性，架起大众对"预防为主"和"一般健康问题"从"为什么"到"怎么办"的桥梁，助力从"以治病为中心"向"以健康为中心"转变。

丛书是一套适合普通家庭阅读、查阅和收藏的健康科普书，覆盖日常生活中会遇到的常见健康问题。日常阅读，可以有效提升健康素养；遇到健康问题时查阅对应内容，可以达到答疑解惑、排忧解难的目的。此外，丛书还配有丰富的富媒体资源，扫码观看视频即可接收来自专家针对具体健康问题的进一步讲解。

《庄子·内篇·养生主》提醒我们："吾生也有涯，而知也无涯，以有涯随无涯，殆已！"如何有效地让无穷的医学知识转化为有限的健康素养，远远不止"授人以渔"这么简单，这需要以大型健康科普精品出版物为依托，培养一支高水平的健康科普作者队伍；需要积极推进相关领域教育、科技、人才三位一体发展，大力弘扬科学精神和科学家精神；还需要社会各界积极融健康入万策，并在此基础上努力建设健康科学文化，增强文化自信的建设力量，从而更好地为中华民族现代文明建设贡献健康力量。

衷心感谢丛书建设者们和读者们的大力支持，让我们共同努力，为健康中国建设和中华民族现代文明建设作出力所能及的贡献。

丛书工作委员会

2023 年 7 月

前　言

　　人，从早晨睁眼开始，就为柴米油盐茶而奔忙，就为吃喝拉撒睡而犯疑。居家有居家的各种健康疑问，外出有外出的各种健康风险。如何从家庭中的点点滴滴做起，积累健康知识，养成健康习惯，规避健康危害，是本书的主要内容。

　　儿童，需要家人的正确教导，以养成良好的健康习惯、减少意外伤害。三餐的搭配，早餐的重要性，引导孩子不挑食、荤素搭配、减少油盐摄入、足量饮水、刷牙洗澡、定时排便等，都是重要的话题。作为家长或监护人，特别要管好家里的水电、药物，不能伤到孩子。垃圾分类、避免火灾、防止溺水、不高空抛物，样样事情都要操心。

　　老龄化，是严峻的问题，既需要社会和儿女的帮助，更需要老年人自身的努力。如何正确应对身体衰老，如何过好退休生活的每一天，如何与儿女和睦相处，如何出行，如何克服睡眠不良，如何及时体检、按时吃药，凡此种种，本书都有呈现。

　　超重肥胖、代谢性疾病持续高发，是现在成年人的突出健康问题。吃动平衡是解决这一问题的基本策略。围绕这一策略，本书展示了当前热议的居家食品安全、营养膳食平衡、饮用水健康、身体活动等系列知识，对吸烟、饮酒等不良嗜好提出了温馨的忠告，还对居民如何量力而行地开展体育锻炼进行了指导。特别对现在越来越多的电

陈君石院士
说健康

子阅读产品、视频节目等影响健康的新型健康危险因素，提出了如何控制的诸多窍门。

家庭温暖、心理健康，是正常生活的基本保障。儿童的心理问题越来越多，针对厌学、孤独、自闭等，本书都有叙述。青年人的职场压力越来越大，家庭关系、单位同事关系、负面情绪排解，本书亦有解法。老年人的无力感越来越强，如何缓解对新科技的陌生和抵触、代沟的持续加深、丧偶后的独处孤独、衰老后的四顾无助，本书也给出了一些答案。

本书是一本家庭健康手册，是一部生活常识集成，得到了国家重点研发计划项目（2022YFC3600901）的支持，必能帮助到有需要的家庭和个人。衷心祝愿个人健康、家庭健康、社会健康、全球健康。

梁晓峰　罗　力

2024 年 4 月

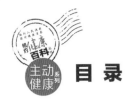

目录

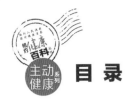

第一章　居家环境　安全健康

第二章　健康习惯　共同养成

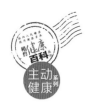

二 把好饮食卫生关

三 适量运动强体魄

第三章　健康身体　共同呵护

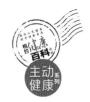

第四章 温暖之家 用心关爱

一 小宝贝的大心事 256

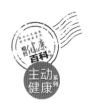

二　成年人的烦心事　　283

第一章

居家环境 安全健康

一

生活空间
有讲究

1. 为什么要维护
整洁的居家环境

整洁的居家环境和个人的身心健康密切关联。保持室内卫生，可以从较为直接的角度促进我们的身体健康，如减少细菌、霉菌、害虫滋生进而降低传染病的发生风险，减少室内过敏原从而降低过敏风险，减少可能的障碍物阻挡进而减少跌倒、磕碰发生。另外，从间接的角度，整洁的环境可以促进个人的心理健康，降低抑郁症的发病风险。与此同时，参与维护室内整洁的家务劳动也可以作为一种很好的锻炼，对身心均有益处。

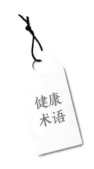

关键词

居家环境 身心健康

健康术语

过敏原

过敏原指能够诱导机体产生过敏反应的物质，也称为变应原。这些物质通常是免疫原性的，即它们能够被机体免疫系统识别并激发免疫反应。

专家说

保持整洁的居家环境具有多方面的好处。

（1）减轻压力和疲劳，减少过敏和哮喘症状：研究显示，过多的杂物会带来巨大的压力和疲劳。当物品难以寻找或根本找不到时，压力水平会上升，患病风险也会增加。家中物品越多，清洁起来就越困难。混乱的区域增加了灰尘、宠物皮屑和霉菌在壁橱、物体表面和缝隙中积累的潜力。家里的地毯、家具或床单，以及地下室、车库等潮湿的区域如果未保持整洁，也可能加剧过敏和哮喘症状。过敏原（如尘螨、宠物皮屑和霉菌）隐藏在物品中，可能会引发过敏反应，降低空气质量，增加潜在的哮喘发作。

（2）提高安全性：跌倒和火灾是家庭内受伤和死亡的两个主要原因。被物体绊倒或在光滑的表面上滑倒可能导致头部受伤、骨折和扭伤。任何阻挡门口和走廊通道的东西都是火灾隐患。杂物可能加速火势的蔓延，并阻碍逃生或救援。保持家中整洁可以使居家环境更加安全。

（3）减少细菌传播，防止害虫滋生：大多数人认为浴室是家里滋生细菌最多的地方，但研究表明厨房才是最令人担忧的区域。厨房是细菌滋生最多的地方，因为厨房有很多可以积水或食物的缝隙。厨房台面应使用不透水材料，在准备生肉和鱼后应使用消毒剂清洁，并且清洁海绵和布料每次使用后都应消毒。美国疾病预防控制中心提出，被污染的食物可以传播胃肠道疾病，而在适当清洁和消毒的厨房中，食物中毒的可能性会降低。浴室清洁也很重要，马桶和水龙头很容易被细菌污染，需要定期消毒。昆虫和啮齿类动物可以在杂乱的家中繁殖和隐藏，会被被泄漏的液体、食物残渣和脏宠物所吸引，可传播病原体和导致过敏。例如，蟑螂、老鼠等可以传播细菌，是哮喘的公认诱因。蟑螂携带许多细菌和寄生虫，并传播可能导致胃肠炎的细菌。老鼠可传播的疾病包括淋巴细胞性脉络丛脑膜炎、沙门菌和汉坦病毒感染等。因此，对于整个家庭的健康来说，预防害虫入侵非常重要。定期清洁，包括每餐后将所有食物放入密封容器中，并每天清空垃圾，有助于防止害虫入侵居家环境。

（4）改善饮食习惯，维持正常体重：研究表明，面对日常烦恼或职业压力时，女性会吃更多的甜食和高脂肪食物；在杂乱厨房工作的人通过甜食摄入的能量几乎是在整洁厨房工作者的两倍。保持整洁的居住环境还可以间接改善饮食习惯和维持正常体重。

因此，为了您的健康，请维护整洁的居家环境。

（赵　楠）

2. 为什么要定期开窗通风

开窗通风是改善室内空气质量的有效方法，能够减少传染性疾病、呼吸系统疾病等的发生和传播。开窗通风可以增加室内外空气流动，通过室内外空气的交换，减少室内致病微生物和其他大气污染物的含量，降低室内二氧化碳及其他有害气体的浓度，同时增加室内空气的含氧量。此外，烹饪时产生的油烟可以通过抽油烟机、风扇等设备排到室外。如果室内没有排风设备，开窗通风也是有效排出室内油烟的重要手段。

关键词

开窗通风　室内环境　空气污染

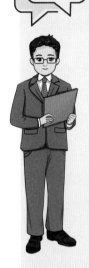

专家说

　　开窗通风是一项需要科学规划的"活动"，其中季节和时间的选择至关重要。春季虽然万物复苏，但同时也是花粉过敏的高发季节，因此春季开窗通风最好在早晨进行。夏季气候炎热潮湿，每天开窗通风的时间可以适当延长，通过室内外空气交换，可以有效减少室内因潮湿而产生的细菌和霉菌。然而，在南方地区的"回南天"等气候特点下，由于环境潮湿，可以缩短开窗通风的时间，并通过室内除湿设备来减少霉菌的滋生。秋冬季节尽管天气逐渐寒冷，也应适当开窗通风，但并非每天开窗次数越多越好，特别是冬天，开窗可能会导致室内温度下降，容易使老年人、儿童以及抵抗力低的家人感冒，可以适当减少开窗通风的时间。

　　在北方的室内，通常会配备空调、空气净化器、新风系统等设备，但这些设备并不能完全替代开窗通风。开窗可以让阳光中的紫外线照进屋内，从而杀死一部分室内细菌。

　　此外，需要特别注意的是，在室外空气质量较差时，不宜开窗通风。对于新装修的房屋，建议在入住前每天全天开窗通风，以减少装修材料和家具释放的有毒有害物质。

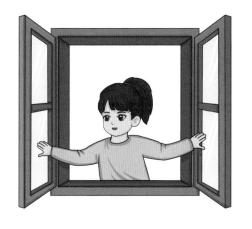

（赵　楠）

3. 为什么要定期**清洁空调**

空调作为日常家用电器，不仅可以在夏季为我们送来清凉、在冬季送来温暖，还可通过调节空气湿度和过滤颗粒物，从而改善室内空气质量。然而，脏污的空调系统可能造成室内空气污染，进而对人体产生不必要的危害。因此，定期清洁空调十分必要。

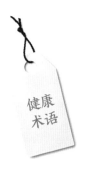

健康术语

病原体

病原体指能引起疾病的微生物和寄生虫的统称。微生物包括病毒、细菌、真菌和衣原体等，而寄生虫主要包括原虫和蠕虫。这些病原体可以通过多种途径传播给宿主，引发感染和疾病。

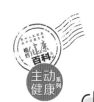

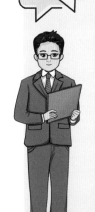

研究显示，在空调运行过程中，细菌和其他病原体可能在空调系统内累积，从而产生受污染的空气。暴露于这种污染空气之中，可能会导致病原体感染。特别是对于老年人、儿童等免疫力较低且长期在室内活动的人群，长时间暴露于污染的室内空气，可能增加患病风险。

空调内部结构复杂，温度、湿度恒定，对许多病原体来说，这是非常适宜的"栖息地"。不要小觑这些在空调中定植的病原体，它们曾在历史上引起过一次规模不小的流行病，成为当时的"头条人物"。1976年，美国费城的一批退伍老兵在参加集会后出现了不明原因的传染病，主要症状为肺炎和高热。实验室分析结果显示，这种病原体与当时已知的所有病原体都不相关，导致这次群体性疾病暴发的病因一时成为谜团，引发了人们的恐慌，相关报道只能根据患者均为退伍老兵，将此次流行病称为"神秘的费城流行——军团病"。直到6个月后，医生和专家们才找到军团病的病原体：一种从未见过的细菌。1978年，世界卫生组织（World Health Organization，WHO）大会上将这一细菌正式命名为嗜肺军团菌（Legionella pneumophila）。通过流行病学调查发现，这种细菌正是在会议酒店的空调冷却水中大量繁殖，并通过气溶胶进入空调系统，从而感染了当时来参会的退伍军人。由于参会人员多为老年人，因此更加易感。

除了病原体，脏污的空调系统还可能含有大量过敏原，也可能导致呼吸道过敏性症状。因此，定期对空调进行清洁与消毒，对于保障室内空气质量十分必要。

（赵　楠）

关键词

自然采光　身心健康

4. 为什么家中要有**良好的采光**

人们常说"晒太阳补钙"，但实际上，晒太阳并不能直接补钙，而是间接帮助钙的吸收。太阳中的紫外线能够使皮肤中的 7- 脱氢胆固醇转化为维生素 D，而维生素 D 对肌肉和骨骼的健康至关重要。北方的居民在购房时通常会选择有更多朝南房间的房子。北方地区由于冬季较长且阳光照射时间短，人们可能会出现维生素 D 缺乏的情况，影响钙的吸收和利用，进而影响骨骼健康。此外，阴冷的室内环境也可能对人的心理健康产生不利影响。

国内外一些研究已经探讨了居家环境——房屋采光对人群健康的影响。研究发现，房屋的采光条件等对人的心理健康、妇女及老年人骨质疏松等有一定影响。多晒太阳可以促进肠道对钙、磷的吸收。还有研究表明，坚持晒太阳的老年人身体素质、免疫力和骨质水平明显优于不坚持晒太阳的老年人。

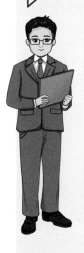

我们通常所说的采光是指通过设计门窗的大小和建筑结构，使建筑物内部获得合适的光线。采光可以分为直接采光和间接采光。直接采光指采光窗户直接向外开设，利用日光获得室内照明。

房屋的主要房间应该有良好的直接采光。购房者通常会偏好采光条件好的房源，尤其是朝南的房屋，因为这类房屋在冬季也能获得较多的日照。良好的采光对家庭环境至关重要，不仅影响居住的舒适度，还关乎家人的身心健康。

（1）提升居住舒适度和促进身心健康：自然光能提供温暖、舒适的光线，给人带来安宁和放松的感觉，有助于提高居住的舒适度。适量的自然光有助于人体合成维生素 D，促进钙的吸收，对骨骼健康有益。此外，自然光还能帮助调节人体的生物钟，改善睡眠质量。长时间处于昏暗环境中容易让人感到抑郁和情绪低落。良好的采光能改善心情，对预防季节性情感障碍等心理健康问题有积极作用。

（2）节能环保和环境监测：随着电费的不断上涨，家庭照明开支也成为一项重要的支出。利用自然光可以有效减少照明费用。自然光还能帮助人们判断室外环境的情况，如天气变化等，对日常生活有重要的辅助作用。

对于儿童和成年人来说，良好的采光能够提供足够的光线，减少眼部疲劳，保护视力，提高学习和工作效率，促进玩耍和运动，调节生物钟和睡眠模式，改善情绪，减少抑郁和焦虑症状。良好的采光可以影响大脑中激素的分泌，如血清素，这是调节心情的重要激素。对于老年人，尤其是腿脚不便、常年在室内活动的人，自然光线的照射尤为重要。此外，良好的采光还能增加室内安全性，预防老年人跌倒。

综上所述，良好的采光对于提高居住环境质量、促进人体健康以及节能减排都具有重要意义。在房屋设计和室内装修时，应充分考虑自然光的引入和利用。

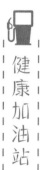

健康加油站

隔着窗户或涂抹防晒霜晒太阳能否补钙，这是很多人非常关心的问题。隔着窗户或使用防晒产品可以阻挡紫外线 B，从而降低身体合成维生素 D 的能力。但一些研究表明，即使是透过玻璃的紫外线，也能在一定程度上促进维生素 D 的合成，但通常不足以满足人体的日常需求。防晒霜的厚度和涂抹的均匀程度都会影响其阻挡效果。

（赵　楠）

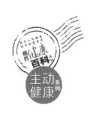

5. 为什么要警惕**光污染**

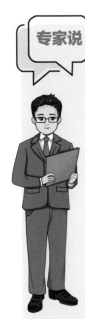
光污染已成为继废气、废水、废渣和噪声污染之外的一种新型环境污染源，主要包括白亮污染、人工白昼污染和彩光污染。光污染正日益威胁着人们的健康。日常生活中常见的光污染情况主要包括镜面建筑反光导致的行人和司机的眩晕感，以及夜间不合理灯光给人带来的不适感。例如，汽车灯的眩光，电焊弧光和激光危害更大。这些光源中，红外线可能对人体造成高温伤害，长期接触可能对视网膜、虹膜等造成损害；而紫外线则可能损害人的角膜和皮肤。

专家说

根据光污染的分类，可以采取对应措施有效减少和预防光污染对人体健康造成的危害。面对白亮污染（如金属材料反光）、人工白昼污染（夜晚的广告牌、霓虹灯等）、彩光污染（荧光灯、彩光灯等）、眩光污染（如工厂车间的工作场所照明设备）以及视觉污染（城市街道上的电线、垃圾、广告牌等杂乱无章的环境），可以通过闭眼或佩戴防护眼镜和穿戴防护设备等方法，减少对眼睛和皮肤的损害。然而，更有效的措施是从光污染的源头入手，例如，在建筑设计中不使用全反光玻璃，增加吸光材料以吸收光线，以及加强夜晚照明的生态设计等。政府的城市规划部门也应科学合理地规划城市绿化空间，以减少光污染。

此外，激光、红外线、紫外线污染往往更多地来自某些特定职业的暴露，称为职业性光污染暴露。激光在医学、生物学、环境监测、物理学、化学、天文学以及工业等领域的应用日益广泛。近年来，红外线在军事、人造卫星以及工业、卫生、科研等方面的应用也日益广泛，红外线污染的问题也随之而来。紫外线最初主要用于消毒和某些工艺流程，近年来其应用范围不断扩大，例如用于人造卫星对地面的探测等。对于上述职业性光污染的防护措施主要包括：在红外线、紫外线污染的场所采取必要的安全防护措施，尽量减少污染源；采取多种个人防护措施，如佩戴防护眼镜和面罩等。

　　当然，还应将光污染纳入环境保护范畴，加强城市玻璃幕墙的规划、控制和管理，加强材料科学、城市规划等学科领域的发展和投入，研制和建立更有效的避免光污染的材料和预防措施，以减少光污染对人类健康的危害。

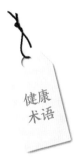

健康术语

职业暴露

　　职业暴露指在工作过程中，职业人员接触有害因素的状态。这些有害因素可能包括化学物质、物理因素（如噪声、振动、辐射）、生物因素（如细菌、病毒）以及工作相关的其他风险（如机械伤害、心理压力等）。职业暴露可能导致短期或长期的健康影响甚至疾病。

（赵　楠）

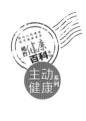

6. 为什么要选择**健康环保**的**家具**及**装修材料**

伴随着人们对生活品质要求的持续提高，室内装修已成为关注的重点。当前，各种装饰材料层出不穷，消费者在选择室内装修材料时往往更青睐装修美观，而忽略装修材料的健康环保。

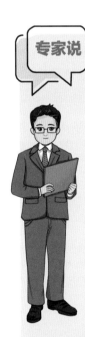

专家说

国家卫生、建设和环保部门开展的室内装修装饰材料抽查发现，有 68% 的材料可产生有毒有害气体。因此，控制室内装修材料污染物，是有效改善室内空气环境质量的关键。目前国内装修污染主要来自三大类材料：人造板材类、油漆涂料类和石材瓷砖类。

人造板材是装修材料中使用较多的材料之一，主要有胶合板、刨花板、纤维板、竹材人造板等，是室内甲醛污染的重要来源。低浓度接触甲醛可能导致流泪、胸闷、头痛、恶心、无力等，甚至引起记忆力减退或神经衰弱、精神抑郁。

油漆、涂料、防水材料中常含有苯、二甲苯等苯系化合物。短时间吸入大量苯可造成急性轻度中毒，表现为头晕、头痛、恶心、咳嗽，长期低浓度接触苯可致再生障碍性贫血，甚至白血病。

大理石、石膏、瓷砖等石材类装修材料含有害物质氡。氡无色无味，不易被人察觉，长期处于氡环境下，可损伤呼吸系统，还可能诱发白血病、不孕不育等。

许多人存在一个误区，就是过于注重装修材料污染，但忽略家具软装所带来的污染。沙发的面料、框架、泡棉和人造板可能含有甲醛及苯等污染物。床垫所用的布料、床上用品、窗帘、墙布等纺织品以及海绵，都可能有甲醛超标的情况。因此，人们对家具、窗帘等软装带来的污染也应重视。

尽管很多厂家已经对污染因子成分做了一定的处理，但装修材料仍可产生多种有毒有害气体，对人体造成伤害。因此，在装修房屋时，应尽量选择健康、环保的产品，为自己和家人营造一个舒适、健康的居住环境。

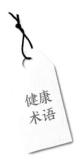

健康术语

挥发性有机物

挥发性有机物（volatile organic compound，VOC）指熔点低于室温而沸点在 50~250℃之间，在常温下以蒸气形式存在于空气中的一类有机物。其在环保意义上的定义是指一类活泼的挥发性有机物，即会产生危害的一类挥发性有机物。VOC 在室内主要来自燃煤和天然气等燃烧产物，吸烟、采暖和烹调等产生的烟雾，以及建筑和装饰材料、家具、家用电器、清洁剂和人体本身的排放等。

（刘　俊）

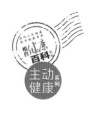

7. 为什么**新装修**的房屋 **不能马上入住**

当新房装修完毕，许多人都会迫不及待地想搬入新家，享受新的居住环境，这样的做法其实是不好的。新房子装修好为什么不能马上入住呢？

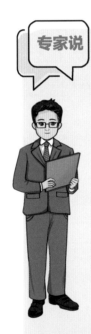

专家说

装修污染使人体暴露于有毒有害物质环境的时间越长，对健康的影响越大。装修时选择的材料和家具如果不健康环保，会释放有毒有害物质，散发刺激性气味，而且短时间内无法消除。胶黏剂与涂料往往是装修材料中不可缺失的成分，虽然国家有关标准限制了其最高含量，但即使是达标的装修材料，也可能会含有一些污染物，并有可能影响人体健康。

在装修新房的过程中，用到的装修材料包括油漆、涂料、木板、胶合板、大理石等，以及家具、窗帘等，这些都含有不同浓度的甲醛、苯、二甲苯、氨等有害气体。对于氨和放射性污染，如果不通过仪器检测，人们根本无法觉察。有害气体在装修完成后仍会不断释放，在装修后的前几个月释放量尤其大。室内空气中的苯系物挥发得较快，通风一两个月就可排出。人造板材中的甲醛释放持续时间往往很长，可达 3~15

年。在装修之后，室内环境中所含的有害物质浓度通常比室外高10倍以上，会对人体健康产生不同程度的危害，包括刺激眼睛和呼吸道，引发头痛、头晕、恶心等症状，尤其是孕妇和婴儿需要注意，严重时还可能致癌、致畸、引发白血病等。

因此，为了健康和舒适度，新装修的房屋不能马上入住。新装修的房屋多久才能安全入住，因装修材料、通风情况、室内空气质量等因素而异。一般来说，如果使用的装修材料比较环保，通风情况良好，室内空气质量达到了安全标准，那么装修后3~6个月可以入住。如果家里有孕妇、儿童或老年人等敏感人群，建议再等待一段时间，确保室内空气质量更加安全后再入住。

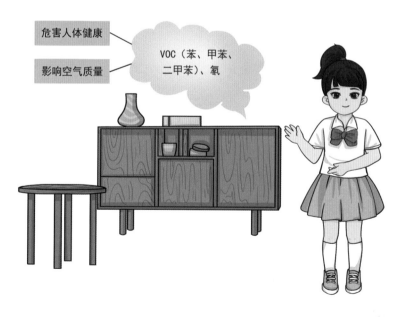

（刘　俊）

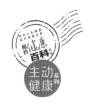

8. 为什么**家庭**中 要进行**垃圾分类**

　　家庭中的垃圾分类对于环境保护、资源节约和促进健康生活至关重要。通过将垃圾分为可回收物、有害垃圾、湿垃圾（厨余垃圾）和干垃圾（其他垃圾），能减少对填埋场和焚烧厂的依赖，减少环境污染。例如，可回收物的再利用减少了对原生资源的需求，有害垃圾的正确处理减少了对土壤和水源的污染。此外，垃圾分类还能促进循环经济的发展，创造就业机会。据统计，垃圾分类和回收能显著减少温室气体排放，对抗气候变化，也能有效减少其引起的健康相关问题。

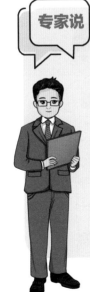

专家说

　　垃圾分类不仅是一项环保行动，也是维护公共卫生的重要措施。不当处理的垃圾会成为细菌和病毒的滋生地，增加传染病的发生风险。例如，厨余垃圾如果不及时分类处理，容易吸引害虫和微生物，增加食物中毒和其他健康问题的风险。专家建议，家庭应该根据当地的垃圾分类指南，学习正确的分类方法，定期清洁垃圾桶，使用生物降解袋等环保材料，减少塑料使用，从而减少对环境和健康的负面影响。

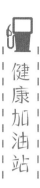

垃圾分类与健康紧密相关。正确的垃圾处理方式能够有效减少环境污染，降低慢性疾病、呼吸系统疾病和皮肤疾病的发病率。居住在环境污染较少区域的居民通常拥有更好的健康状况和更长的预期寿命。此外，参与垃圾分类的过程也能增强个人对环境保护的责任感，促进健康生活方式的形成。

（李镒冲）

9. 为什么要及时处理**厨余垃圾**

及时处理厨余垃圾对维护公共卫生和环境卫生至关重要。厨余垃圾包括剩饭剩菜、果蔬皮核等，如果堆积不处理，会迅速腐败分解，产生恶臭，并吸引蚊虫、老鼠等害虫。这些害虫是许多疾病的传播媒介，如蚊子可以传播登革热、疟疾，老鼠可以传播肾综合征出血热、鼠疫等。此外，厨余垃圾的腐败过程还会产生有害气体，如甲烷和硫化氢，对环境和人体健康造成影响。因此，及时处理厨余垃圾，可以有效降低疾病传播风险，保护环境和人体健康。

关键词

厨余垃圾 环境卫生 疾病预防

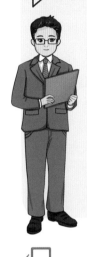

从医学和公共卫生的角度来看，及时处理厨余垃圾是预防传染病和保护环境卫生的重要措施。家庭应该定期清理厨余垃圾，避免长时间堆积。使用有盖的垃圾桶收集厨余垃圾，防止害虫接触和滋生。如果条件允许，可以考虑将部分厨余垃圾通过堆肥的方式回收利用，转化为有机肥料，既减少了垃圾量，又促进了资源的循环利用。对于不能自行处理的厨余垃圾，应按照当地政府和社区的规定，分类投放到指定的垃圾收集点。

健康加油站

及时处理厨余垃圾，不仅有助于预防害虫传播的疾病，还可以减少家庭内外的空气污染，提高生活质量。长期暴露在恶劣的环境中，会增加呼吸系统疾病、皮肤疾病等健康问题的风险。保持厨房和家庭环境的清洁卫生，有助于维护家庭成员的健康。

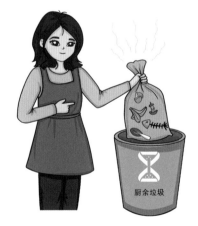

（李镒冲）

家居用品
勤护理

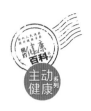

10. 为什么要定期**晾晒**和**清洗床上用品**

我们每天都要和床上用品亲密接触，但其中隐藏着许多看不见的危害，如螨虫、细菌、真菌、霉菌等，可能对健康造成威胁，引发皮肤病、呼吸系统疾病、过敏反应等多种疾病和症状。

据调查，每 1g 床单上的尘土中，有 1.5 万 ~2 万只螨虫，$1m^2$ 地毯上就可能有 10 万只螨虫，而每张床上有 10 万 ~10 万亿只螨虫。这意味着，我们每晚都要和数百万只螨虫一起睡觉！因此，定期晾晒和清洗床上用品，有效清除螨虫尤为重要。

专家说

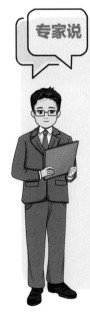

床上用品上面所残留的汗渍和污垢，不仅会导致床单发黄，还会使其成为螨虫的温床。螨虫是一种肉眼不易看见的寄生虫，以人体的皮屑、头发、油脂等为食，可引发皮肤的炎症反应，如"酒糟鼻"、疖肿和皮脂腺炎等。螨虫性皮炎的主要症状是皮肤出现红肿、瘙痒、风团、水疱、脓疱等，严重者还可能出现头痛、关节痛、发热、哮喘等全身症状。此外，床上用品还可能滋生细菌、霉菌等有害微生物，造成皮肤感染或过敏，对人体健康产生不利影响。

床上用品定期清洗和晾晒，保持清洁和干燥，可以有效去除螨虫和细菌。被套和床单等，建议每周用55℃的温水清洗一次，并在阳光下晾晒。不能用水清洗的被褥等物品，须定期除尘，最好在阳光下晾晒。一般来说，床单、被套、枕套等直接接触皮肤的床上用品，应该每周至少换洗一次，每月至少晾晒一次；枕芯、被芯等不易清洗的床上用品，应该每季度至少清洗一次，每月至少晾晒一次。清洗时，应该使用温和的洗涤剂，以免损伤床上用品的纤维和颜色。晾晒时，应该选择阳光充足、通风良好的地方，避免长时间暴晒，以免使床上用品变硬、变脆。

健康加油站

选择适合自己的床上用品

棉、麻、丝等天然纤维的床上用品比较柔软、亲肤、吸湿、透气，适合夏季使用。羽绒、羊毛、蚕丝等动物纤维的床上用品比较保暖、轻盈、蓬松，适合冬季使用。化纤、竹纤维等人造纤维的床上用品有防螨、防菌的功效，适合过敏体质的人使用。

（刘 丹）

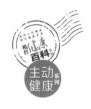

11. 为什么
要**及时清洗脏衣物**

衣物每天都会接触到灰尘、油渍、食物残渣、汗液、头皮屑、化妆品等，并留下污渍和异味，产生各种微生物，如金黄色葡萄球菌、大肠杆菌、霉菌等。这些微生物不仅会影响衣物的外观和品质，还会对我们的健康造成威胁，引起皮肤瘙痒、过敏、感染等疾病。

衣物上的微生物主要来源于两个方面：一是当人体出汗、分泌油脂、脱落皮屑时，将微生物带到衣物上；二是衣物在穿着过程中，接触到空气、水、土壤、动物、植物等，特别是在公共场所，更容易受到微生物的污染。因此，及时清洗脏衣物至关重要。

专家说

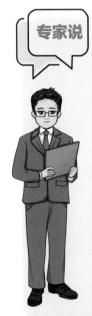

脏衣物为细菌提供了生长繁殖的环境，因此成为细菌滋生的温床。如果不及时清洗，细菌就会在脏衣物上大量繁殖，导致衣物变质、发臭，甚至传播一些疾病，如皮肤病、呼吸道感染等。衣物上的细菌可以通过衣物直接接触皮肤，或者通过汗液、分泌物等间接传播，引起皮肤炎症、红肿、瘙痒、脱屑等症状。常见的有金黄色葡萄球菌引起的毛囊炎、疖、痈等，大肠杆菌引起的尿路感染等。

为了防止细菌的滋生和传播，应及时清洗脏衣物，保持衣物的清洁和干燥。清洗的频率应该根据衣物的类型和穿着的时间来确定。一般来说，贴身的衣物如内衣、袜子、T恤等，应该每次穿后就洗，或者每天更换；外套、裤子等没有直接接触皮肤的衣物，可以穿3~4次后洗一次，但若有污渍或异味，则应及时更换和清洗；较为厚重的冬装可在冬季结束时清洗一次，或者在季中多洗一次，但不要洗得太勤，以免降低保暖性能；帽子、手套、围巾等较容易接触污物，建议每个季度洗3~5次。

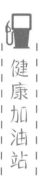

分类洗涤小妙招

不同的衣物材质、颜色、污染程度不同，应该分开洗涤，避免串色、损坏，甚至交叉感染。内衣裤、袜子、毛巾等贴身衣物应该单独洗涤，不要和其他衣物混洗；深色和浅色的衣物也应该分开洗涤。

（刘　丹）

12. 为什么不能**共用水杯**

日常生活中，水杯是我们经常使用的物品之一。当您与他人共用同一个水杯时，是否会有所顾虑呢？共用水杯可能导致细菌、真菌和病毒等微生物的传播，引发健康问题，是日常生活中不容忽视的一点。

专家说

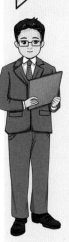

共用水杯 交叉感染 幽门螺杆菌

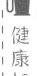

健康加油站

人类的口腔中含有超过 700 种微生物，包括细菌、真菌和病毒等。唾液中携带着口腔细菌和病毒，当与他人共用同一水杯时，这些微生物可以通过水杯表面残留的唾液传播，从而增加交叉感染的风险。特别是有人患幽门螺杆菌感染、流感和甲肝等常见传染性疾病时，有可能通过共用水杯引起疾病传播。此外，口腔微生物与多种全身疾病存在密切联系，如糖尿病、心血管疾病、消化系统疾病和癌症等。然而，每个人的免疫系统和健康状况各不相同，某些人可能对他人的口腔细菌或其他物质更敏感，共用水杯可能导致过敏反应或其他健康问题的发生。

因此，为了降低交叉感染的风险，每个人都应避免与其他人共用水杯。当不得不共用水杯时，应确保在使用前将水杯彻底清洗和消毒，有效减少病原体的存活和传播。

幽门螺杆菌简称 Hp，是一种常见的细菌，主要存在于唾液、牙菌斑、胃和粪便中，通过人的口腔或粪便传播，且人是其唯一的传染源。Hp 感染者可能出现慢性上腹疼痛、不适感、饱胀、嗳气等消化道症状，更重要的是，幽门螺杆菌感染会增加胃癌的发病风险。

（刘 丹）

13. 为什么**冰箱**要**定期清洁**

随着居民生活水平的不断提高，冰箱已经逐渐成为居家必需品，但把食物放进冰箱真的就安全了吗？冰箱是家庭中用来存放食物的重要设备，如果不定期清洁，冰箱内部就会成为细菌和霉菌的温床，给食品安全和家庭健康带来潜在威胁。

细菌滋生是冰箱长期使用后产生的主要问题之一。冰箱内部的温度和湿度为某些细菌的生长提供了理想的环境，特别是在食品存放不当（如未密封、存在食物残渣等）或冰箱老化、密封性能下降等情况下，更容易滋生细菌。这些细菌可能造成食物中毒，导致急／慢性胃炎、腹泻、便秘等胃肠道疾病。

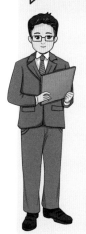

定期清洁冰箱可以防止细菌滋生，保证食品安全。冰箱内部由于环境相对封闭，容易成为嗜冷菌生长的温床，若不清洁会积累大量的细菌，对人体健康构成威胁。

定期清洁冰箱可以消除异味。冰箱内部的食物若长期发生腐败变质，会产生二氧化碳、甲烷、硫化氢和氨等气体，导致冰箱内部出现异味，不仅影响食物的口感，还可能发生交叉感染，影响食物的新鲜度。定期清洁可以消除异味，并保证食物的口感和新鲜度。

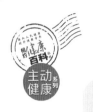

定期清洁冰箱也可延长冰箱的使用寿命。食物残渣和污垢可能会堵塞冰箱的排水孔和散热器，导致冰箱的工作效率下降，甚至损坏冰箱的部件，定期清洁则可保证冰箱的正常运转，延长其使用寿命，降低维修和更换的成本。

因此，定期清洁冰箱对于家庭健康至关重要。如果能够做到正确分类存储，建议 3~4 个月清洁一次；如果食物装载过多，则需要每月清洁一次。

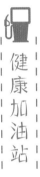

健康加油站

哪些食物不宜放入冰箱

煮熟的米饭、海鲜、切好的水果和蔬菜、奶制品等食物未正确密封，或者储存在冰箱中的时间过长，可能会导致细菌繁殖，引起食物中毒。根茎类蔬菜、热带水果、腌制肉在室温下存放即可，放入冰箱冷藏反而影响口感。此外，速冻食品解冻后，细菌会迅速繁殖，不宜放回冰箱。

（刘　丹）

14. 为什么**洗衣机**要**定期清洁**

洗衣机是日常生活中必不可少的电器之一，其卫生问题不容忽视。清洗衣物过程中掉落的污垢、洗涤剂残留物以及水垢等容易在洗衣机内部堆积，导致各种微生物的滋生，再次洗涤时这些微生物可能重新附着到衣物上，导致过敏等健康问题。因此，定期清洁是保证洗衣机干净卫生的洗衣环境，降低微生物滋生风险，避免感染的重要举措。

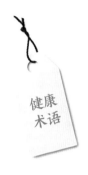

健康术语

足癣

足癣，亦称脚气，是一种由真菌感染引起的皮肤疾病，通常先单侧脚发病，经过几周或几月后感染到对侧。足癣的皮肤损害具有边界清晰、可逐渐向外扩展的特点。随着疾病的进展或搔抓，可引发糜烂、渗液等症状。

专家说

真菌通常以孢子的形式存在于空气中，当洗衣机运转时，孢子可能会进入洗衣机内部，并且可在潮湿的环境中繁殖。洗衣机的密封胶圈、洗衣液盒和洗衣桶内的积水都可能成为真菌滋生的温床。若长时间不清洗，将导致一系列卫生问题。洗衣机中滋生的真菌可以通过污染衣物接触皮肤，引起皮肤感染，出现皮肤瘙痒、红肿等不适症状；霉菌等真菌产生的孢子可

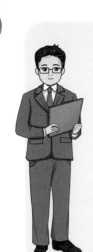

能引起呼吸系统过敏反应。此外，一些病原微生物也可引起尿路感染等疾病。因此，日常生活中要坚持定期清洁洗衣机，有效减少微生物的滋生，预防疾病，促进健康。建议将洗衣机放置在通风干燥处，使用专门的洗衣机清洁剂定期清除洗衣机内部的污垢和残留物，同时定期晾晒洗衣机内部的零件，尤其是洗衣液盒和密封橡胶圈，有助于保持洗衣机的干燥状态。另外，应养成良好的洗衣习惯，内衣、外套分开清洗，衣物清洗结束后应及时晾晒，避免长时间存放在洗衣机内。

（刘　丹）

15. 为什么**马桶**要定期**清洁**与**消毒**

　　马桶是我们日常生活中经常接触的家庭卫生设施之一，也是最容易藏污纳垢、滋生病毒细菌的地方。这些病毒细菌的存在不仅会影响马桶的卫生状况，还可能对人体健康造成威胁。病毒或细菌可通过直接接触或者气溶胶传播的方式，引起呼吸道、胃肠道感染等各种疾病。与患者或病毒携带者共用一个马桶，可能会使健康人群感染病原体，因而公共马桶更容易引起疾病的传播。我们应该重视马桶的卫生状况，坚持定期清洁和消毒马桶，保持良好的卫生环境，预防疾病的传播。

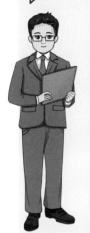

专家说

使用马桶时，病毒可以通过排泄物进入马桶，如果马桶没有及时清洁和消毒，病毒就有机会在马桶表面存活并传播。轮状病毒、诺如病毒等可以通过接触马桶座圈、冲水按钮等表面传播，引起病毒性胃肠炎等疾病，定期清洁和消毒马桶可以有效降低细菌和病毒的滋生和传播风险。对马桶进行清洁可以去除表面的污垢和附着物，消毒则可以杀灭残留的病原体。清洁时可使用含有消毒成分的清洁剂擦拭马桶表面，尤其是座圈、冲水按钮等部位，马桶水箱内也可加入专用的消毒水。同时，也要保持马桶周围的卫生，及时清除污物和水垢，定期更换马桶刷，避免二次污染。此外，马桶冲水时的气旋也会使病毒通过空气传播，所以冲水时最好将马桶盖放下。养成正确的手卫生习惯也是预防病毒传播的关键，便后应使用流动水和洗手液清洗双手，及时干燥。

关键词

马桶　清洁消毒　病毒性胃肠炎

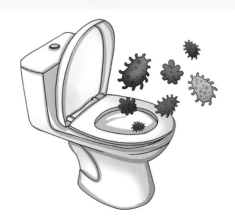

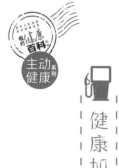

个人和家庭如何预防病毒性胃肠炎

　　首先，保证手卫生，坚持饭前便后洗手；其次，保持环境清洁和适宜的室内温度，定期开窗，保证空气流通；最后，若家中出现感染者，应及时清理其呕吐物和粪便，并对被污染的环境进行消毒。

（刘　丹）

老少照料
有妙招

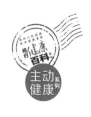

16. 为什么要重视**老年人**的**居家安全**

关键词

老年人 居家安全

老年人因为生理功能退化，居家的时间会比户外的时间更多，同时，老年人独居的现象也越来越普遍。家被认为是"安全的港湾"，对于长时间居家的老年人，许多亲属认为在家会比外出安全。真的是这样吗？

据报道，目前中国有 90% 以上的老年人居家养老。跌倒引起病痛死亡、在家遇险无法报警、如厕洗浴危险不便、照明不佳、电线老化、家里堆积太多物品、家具不适合老年人……这些都是居家养老的安全隐患。居家环境中的危险因素导致的伤害屡见不鲜，据调查，老年人的跌倒有一半以上发生在家中。因此，在居家养老成为普遍养老方式的背景下，一定要重视老年人的居家安全，减少意外伤害的发生。

专家说

老年人居家安全是一个多维度、多面向的概念，居家安全风险因素在老年家庭中普遍存在。老年人特别是高龄、失能、独居老年人，由于自身防范和应对意外伤害与风险的能力有限、社会支持网络缺乏等原因，存在较大的居家安全风险，主要包括跌倒、用药风险、烫伤、坠床、用电安全风险、燃气安全风险等，其中对跌倒和用药风险关注较多。

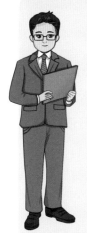

跌倒是老年人常见的意外伤害，可能造成骨折、头部受伤或严重划伤甚至死亡，可能带来的长期影响包括致残、跌倒恐惧、独立性丧失、长期照护需求增加等。另外，许多老年人患有慢性病，如高血压、糖尿病等，需要居家用药和护理，因此用药风险也是一个重要的居家安全问题。

适宜的干预策略可以降低老年人居家安全风险。居家环境风险因素管理、生活方式和行为习惯改善、体育锻炼等能够有效降低跌倒的发生率；对家属进行照护培训能提升阿尔茨海默病患者的居家安全，减少意外事件发生；用药安全干预可以降低老年患者居家用药时的差错发生率，提高老年患者服药的自我效能。

总之，保障老年人的居家安全、预防老年人的居家意外伤害需要我们共同努力。从居家环境的优化到安全设备的合理使用，从健康生活习惯的养成到心理关怀与社会支持的加强，每一个环节都值得关注和投入。

用药安全：使用药盒分装各类常用药品，避免误服

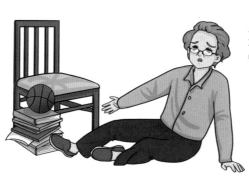

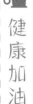

健康加油站

如何改造老年人的居家环境

老年人居家环境的改造主要包括以下三个方面：安全性、适用性、舒适度。简而言之，就是考虑身心健康和舒适性的特点，兼顾对老年人与照顾者使用要求的适用性。老年人能够"立得稳，听得清，看得见，心情好"，生活独立性得到提高。

（赵志广）

17. 为什么要为**儿童**打造安全的**家庭环境**

　　家庭是孩子们健康成长最重要的场所，但在家中也常常发生烧烫伤、溺水、误食有毒物质、触电等意外伤害，然而导致家中意外伤害发生的各种原因并没有引起充分的重视和有效的预防。因此，打造安全的家庭环境对于保障儿童青少年的身体健康至关重要。

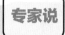

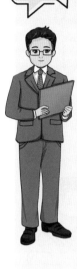

专家说

　　儿童青少年自我防范意识弱，低龄儿童身体协调能力、活动稳定性差且体格发育不完全，容易发生伤害，伤害结局也更严重。90%的儿童意外伤害都可以预防，家庭作为儿童意外伤害的高发场所，打造安全的家庭环境十分必要。

　　（1）饮食安全：饮食最基本的原则是安全卫生，家长应避免儿童吃生食、变质的食物，预防胃肠道疾病的发生；在进食和饮水时，应注意食物的温度，避免烫伤；不要用饮料瓶装化学液体，有毒有害瓶装液体和药品应放置在高处。

　　（2）家具电器安全：应从小教育儿童安全使用插座，不用手指捅插座孔，不用沾水的手触碰插座；夏天开风扇时，应避免儿童用手指触摸扇叶；厨房菜刀、水果刀等应放到儿童触摸不到的位置。

　　（3）阳台窗户安全：家长应谨防儿童爬窗台、阳台，避免发生意外。

　　（4）宠物安全：随着养宠物的家庭越来越多，宠物伤人事件频发。家长应及时为宠物接种疫苗，并做好清洁工作，保持卫生。若儿童不慎被宠物抓伤、咬伤，应及时就医处置。

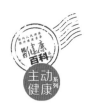

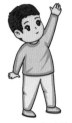

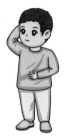

危险物品放高处　　　　　　　　　插座电源不触碰

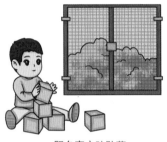

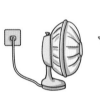

阳台窗户防坠落　　　　　　　　　电动风扇防夹手

（赵志广）

18. 为什么要重视
儿童玩具的安全与清洁

　　玩具在孩子的成长过程中不可或缺，不仅能让孩子玩得开心，也能够促进其智力发育和培养创造力。然而，孩子在使用玩具的过程中会不可避免地接触到各种细菌、病毒和灰尘等，尤其是毛绒玩具中含有大量的病菌和灰尘。儿童免疫力较弱且皮肤敏感性较高，如不及时清洁玩具，将带来健康隐患。另外，儿童的安全防范意识差，易在使用玩具的过程中发生意外伤害。因此，保持玩具的清洁卫生、重视玩具的安全性可有效保障儿童的健康与安全。

专家说

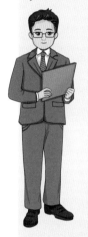

随着时代的发展，儿童玩具越来越多样，从益智玩具到模拟现实的角色扮演玩具，让孩子们享受到游戏乐趣的同时也为他们提供了多样化的体验，有助于儿童学习新的技能并锻炼社交能力，促进其身心健康发展。然而，玩具的安全性和清洁问题不容忽视。

一方面，家长应重视玩具的安全性问题。婴幼儿通常会将玩具放入口中，小型零件的安全性至关重要，如塑料玩具可能含有害物质。随着年龄的增长，儿童开始对玩具进行更复杂的操作，如拼图、积木等可能存在尖锐边角，容易导致刮伤或戳伤。学龄期儿童玩具更加多样化，涉及科技、手工艺等领域，如电子玩具可能漏电、手工艺品可能使用有害的颜料或胶水。家长应根据玩具包装上的适用年龄和相关说明为儿童选择合适、安全的玩具。

另一方面，家长应重视玩具的清洁卫生。儿童接触玩具频率高，如果不定期清洁玩具或接触玩具后不洗手等，病菌容易通过"手 - 口"途径传播，影响儿童的健康。玩具表面的细菌（大肠杆菌、金黄色葡萄球菌和毛霉菌等）、增塑剂、多环芳烃以及重金属（铅、汞、镉、铬等）等有害物质容易通过口腔、皮肤进入

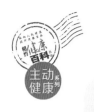

儿童体内，从而导致儿童出现抵抗力下降、精神状况差、记忆力减退、贫血、脱发等症状，严重时可对肝脏等器官造成损伤，甚至致癌。家长应选用专用的玩具清洁剂、消毒剂定期清洗玩具，保持玩具的洁净，并监督儿童在使用玩具后及时洗手。

选购和使用玩具的注意事项

（1）看：看玩具的适用年龄、注意事项，看玩具是否有安全认证标志或者其他认证标志，杜绝购买"三无"产品。

（2）摸：用手摸或捏玩具是否坚固，是否有非功能性的尖点锐边，是否存在危险的活动间隙（安全间隙应小于5mm或大于12mm），是否存在或可能存在小部件。有小部件的产品不适用于3岁及以下儿童玩耍。

（3）闻：检查玩具是否有严重异味或刺激性气味。

（4）监护与指导：关注警告用语和注意事项，指导儿童正确使用玩具，及时丢掉不必要的包装并保留说明书。

（5）及时清洁消毒：对经常使用的玩具，应每周清洁和消毒一次。如果儿童生病期间使用过玩具或者玩具被其他儿童使用过，再次使用前应对玩具进行清洁和消毒。

（赵志广）

19. 为什么要让**儿童**远离**家庭噪声**

关键词

噪声是一类引起人烦躁或音量过强而危害人体健康的声音，根据来源可以分为工业噪声、建筑施工噪声、交通运输噪声和社会生活噪声。其中社会生活噪声中的家庭噪声与人们的生活关系最为密切。儿童尚处于生长发育的关键时期，家庭噪声不仅会影响其听力，而且还会影响神经系统、消化系统和心脑血管系统等，给儿童的生理和心理健康均带来危害。因此，科学地消除或减轻噪声，对儿童的健康成长至关重要。

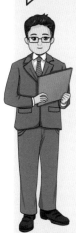

专家说

常见的家庭噪声包括电视机、吹风机、音响等各种家电的嘈杂声及家人的高声吵架声等。电视机等外放设备产生的噪声可达 60~80dB，洗衣机可达 42~70dB，吹风机可达 90dB，大声说话可达 60~70dB。儿童长时间处于噪声环境容易发生视疲劳、视物模糊等视力损伤情况，还可能出现头晕、头痛、失眠、多梦、注意力不集中、恶心、腹痛、腹胀、食欲下降、紧张焦虑等症状。因此，日常生活中应尽量让儿童远离这些家庭噪声。例如，购置家电时，应尽量选择静音或噪声小的；使用电视机等声音外放设备时，应尽量调低音量；还可以选择性安装隔音、吸音设备；不购买和使用劣质的带响玩具。儿童在听力

关键词

儿童 家庭噪声 身心健康

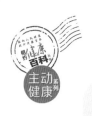

发育成熟前尽量不佩戴耳机，如需佩戴，宜选择头戴式耳机，并避免在嘈杂环境中使用耳机。此外，家庭成员交流时，不大声喧哗、不激烈争吵，为儿童营造一个和谐美好的家庭氛围。

关键词

儿童 电子设备 防沉迷

健康加油站

噪声性听觉损伤

噪声性听觉损伤是指因患者暴露在噪声环境所引起的渐进性感觉神经性耳聋。相较于成年人，儿童对噪声比较敏感，更容易发生噪声性听觉损伤。噪声的强度、暴露时间等对儿童耳蜗结构的损伤呈剂量 - 反应关系。

（赵志广）

20. 为什么**儿童**在家中应
合理使用电子设备

随着电子设备的不断普及和更新，孩子在家看电子屏幕和久坐的时间不断增加，有些孩子甚至出现了沉迷的情况。过度依赖电子设备易导致视力下降、注意力分散，低头久坐也影响骨骼正常发育。无节制地使用电子设备还可能让儿童沉迷于虚拟世界，导致缺少体育锻炼、与家人的互动减少，阻碍社交技能和身心健康的发展。此外，互联网中充斥着各种信息，不当的内容可能会对儿童的价值观和心理健康造成不良影响。引导儿童合理使用电子设备，对儿童的全面发展和健康成长有重要意义。

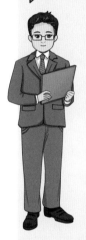

专家说

　　家长可以制定明确的规则和时间限制，监督儿童每天使用电子设备的时长。家长也应该以身作则，在儿童面前减少电子设备的使用时间；同时引导儿童科学合理地使用电子设备，如利用在线资源学习有益知识等。此外，家长还应鼓励儿童在休息时间多参加体育活动，如打篮球、踢足球和跑步等，培养其兴趣爱好、保持身体健康和锻炼社交能力。儿童在使用电子设备时，须保持正确的坐姿和适当的屏幕距离，可采用"20-20-20"法则，每看20分钟屏幕就看20英尺（约6m）外的地方20秒，缓解眼疲劳，中小学生每天看视频的时间不要超过2小时。通过这些措施，家长可以帮助儿童建立科学健康的电子设备使用习惯，促进儿童的全面发展。

（赵志广）

四

居家安全
无小事

21. 为什么要选择**符合质量标准**的**插线板**

日常生活中，插线板是不可或缺的电器配件，无论是为电子设备充电，还是连接各种外接设备，插线板都扮演着重要的角色。符合质量标准的插线板，意味着其设计、材料、工艺等都经过了严格的测试和检验，能够保证产品的性能和安全性。低质量的插线板可能导致电流不稳，引发触电、火灾等严重后果。

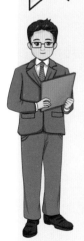

2017 年 4 月 14 日中国插座行业国家新标准 GB 2099.7—2015《家用和类似用途插头插座 第 2-7 部分：延长线插座的特殊要求》正式实施生效，2023 年 5 月 1 日 GB/T 2099.3—2022《家用和类似用途插头插座 第 2-5 部分：转换器的特殊要求》正式实施生效（以下简称新国标）。

选购插座产品的注意事项

（1）是否标有 3C 认证标识：通常的插座在插头的位置都会标有明显的 3C 认证标识，如果没有，千万不要购买。

（2）包装命名是否正确：看外包装是否标有"新国标"字样，命名是否符合标准。新国标中提到，统

一将带电源线的产品称为"延长线插座"。

（3）是否安装安全门：新国标明确规定，插座必须增加安全门。

（4）插座的外壳是否阻燃：选择插座时，可以将插座拆开，看内部是否印有"阻燃材质"的字样，同时也可以使用火源灼烧的方法来鉴别。

（5）电线参数是否达标：电源线上通常印有包含导线横截面积在内的详细参数，额定电流 10A 的延长线插座，导线的横截面积为 1mm^2；额定电流 16A 的则为 1.5mm^2。

使用插线板的注意事项

（1）不要过载使用：多个插头同时插入使用时，其负载的总功率不得超过最大允许功率。

（2）不要盘绕使用：若盘绕使用，则实际可承载的电流值会低于其定值，可能导致线路的温升过高。

（3）拔插头时不要拽电源线：这样容易把电源线与插头连接的部位拽断，从而发生短路、漏电。

（4）及时更换：当插线板出现温度过高、打火（冒火星）、插头与插线板接触不良、插头过松或过紧等现象时，应及时停止使用并进行更换。

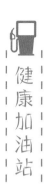

万能插座：又称"万用孔插座"，插板上有三极插孔，但插座本身自带的插头上只有 2 个插销，俗称"两芯插座"。我国在 2010 年已明令禁止生产及使用三孔万能插座，因为万能插座接片与电器插头的接触面积过小，容易使插片过热而导致火灾发生。

新国标插座：三相与两相插孔是分开的，有 5 个孔，"五孔三头"新国标插座的插头与插座的接触面积更大，接触更紧密，降低了触电隐患。

（王长义）

关键词

电动车电池 火灾

22. 为什么不能在**家中**为**电动车电池充电**

近年来，我国电动车火灾事故频发，并呈逐年增长趋势。很多人把电动车电池直接带回家中充电，虽然便捷，但电动车电池却不应在家中充电。据国家消防救援局统计，全国每年平均发生电动自行车火灾约 2 000 起，85% 以上的电动自行车火灾均发生于充电阶段，电动车电池在家中充电存在很多安全隐患，充电过程中可能导致电池过热、电线短路甚至爆炸或起火，一旦起火，燃烧速度快并产生大量有毒烟气，人员逃生困难，极易造成伤亡，对家庭生命财产安全造成严重威胁。中华人民共和国国家标准 GB 17761—2018《电动自行车安全技术规范》规定：电动自行车不要在居住建筑内充电和停放，充电时应当远离可燃物，充电时间不宜过长。

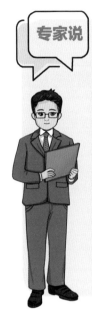

专家说

市场上的主流电动车通常使用锂离子、镍氢、铅酸等类型电池。锂离子电池一般由壳体、正极、负极、电解液、隔膜等材料组成，其中电解液多为甲类、乙类液体。大量研究表明，电池发生过充、过热及机械故障时，锂离子电池内部发生的化学反应会产生大量可燃性气体并迅速升温，超过电池的设计压力时，电池上设置的安全阀打开喷射气液混合物，一定条件下会发生爆燃并形成射流火，极端情况下反应剧烈，短时间内生成的气体会导致电池壳体超压爆炸。

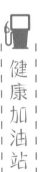

健康加油站

医学专家提醒，一些电动车电池在充电过程中可能释放有毒有害的物质，例如电解液、氟化氢、氟化物、钴、锰、镍及其化合物，高浓度接触可引起头痛、头昏、虚弱、恶心、呼吸困难，长期接触可对呼吸道、皮肤、眼睛、骨骼和神经等产生刺激，导致肺水肿、皮肤灼伤、牙齿酸蚀症、骨骼病变、类神经症和自主神经功能障碍等。

（王长义）

23. 为什么要及时拔掉电器插头

电器在充电或使用过程中会产生热量，长时间不拔掉插头可能会导致过热，增加火灾的风险。预防家用电器引起火灾的最有效措施，就是将不使用的电器插头及时拔下，对需要长期通电的电器采用稳压电源等措施。此外，即使电器已经充电完成，充电头仍会继续耗电，不拔掉插头会导致不必要的电能浪费，居民应尽量不让家电处于待机状态，家电不用时要彻底关闭电源。

及时拔掉电器插头的原因

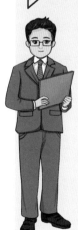

（1）防止漏电危害：如果不及时拔掉电器插头，电器会持续与电源保持连接状态。当电器发生故障或使用不当时，可能会导致电线短路，引发漏电事故，对人身安全造成威胁。

（2）减少电磁辐射：长期不用的电器应将插头拔出，因为即使关掉电器开关，电器依然会发出电磁辐射。电磁辐射长期影响身体健康，可能导致记忆力下降、失眠等症状。

（3）预防火灾：电器插头不拔可能引起线路过热，进而导致火灾。当插线板上同时接插多个电器插头时更加危险，可能导致线路超载，引发火灾。

（4）节约能源：如果不及时拔掉电器插头，即使不使用电器，也会产生不必要的能源消耗。长此以往，浪费的能源将是一个相当可观的数字。

须及时拔插头的常见电器

（1）饮水机：饮水机接通电源后，其储冷或储热槽里的冷热能量会受外界温度的影响而散失，在此期间，电热线和压缩机就会间歇运转，以补充散失的热量。如此只可以保持恒温，并不能提高温度。若接通饮水机的电源，即使不用饮水机，耗电量也会增加，因此不用的时候最好把插头拔下来。

（2）空调：空调运行 1 小时约排放二氧化碳 0.621kg，功率越大的空调碳排放量越大，所以我们在节能的同时也在减排。空调不拔插头仍然耗电，插头插上就处于待机状态，目前的电表都是智能电表，待机的电量也会计量进去，时间长了，耗电量自然也会增大。

（3）电饭锅：电饭锅煮好饭后应立即拔下插头，因为当锅内温度下降到 70℃ 以下时，会断断续续地自动通电，既费电又会缩短其使用寿命。

（4）电视：有些电视使用遥控关机后，整机仍然处于待机状态，内部仍然有电流通过。虽然电视待机时功率比较小，但对于电视内部元器件，长期通电有可能造成提前老化等现象，对于节省能源也是不合理的，因此看完电视应拔掉插头。

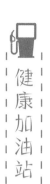

健康加油站

插头的主要结构包括插头头部、插头插孔和插头线缆。当插头头部插入插头插孔时，插头头部和插头插孔之间会形成一个电路，电流便可以通过插头线缆流入电器中。插头的插孔分为单极插孔和双极插孔，电器常用的插头一般都是双极插孔。插头的线缆一般分为三根：火线、零线和地线。插头的安装和使用需要注意电压、电流、线缆等因素，以确保电器能够安全、稳定地工作。

（王长义）

24. 为什么手机、平板电脑等 电子产品 不宜边充电边使用

手机、平板电脑等电子产品已经成为我们生活中不可或缺的一部分。然而，很多人在使用这些电子产品时，并没有意识到边充电边使用的潜在危害。长时间暴露在电磁辐射下可能会对人体健康造成不利影响，包括头痛、失眠，甚至影响生育能力等，而且还会降低电子产品的使用性能以及缩短使用寿命，甚至因发热过多引发火灾或爆炸等安全事件。因此，为了避免以上安全隐患，应增强对电子产品的安全意识，更好地维护生命财产安全。

关键词

电子产品　电池维护　用电安全

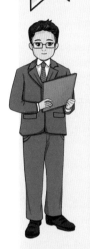

（1）锂电池：锂电池是一类由锂金属或锂合金为正／负极材料，使用非水电解质溶液的电池。由于锂离子电池的化学特性，在正常使用过程中，其内部进行电能与化学能相互转化的化学正反应，但在某些条件下，如对其过充电、过放电和过电流将会导致电池内部发生化学副反应，该副反应加剧后，会严重影响电池的性能与使用寿命，并可能产生大量气体，使电池内部压力迅速增大后爆炸而导致安全问题。

（2）如何做好电池维护：①当使用交流外接电源时拔掉电池。②切勿将笔记本电脑的电源适配器和大功率电器接在同一个电源插座上。③放置在阴凉处。④通风良好。

（3）如何做到用电安全：①确保家中电路安全。②切勿交叉充电。③一旦发现充电线有所损坏，应及时更换。④电子产品勿放在高温处，如驾车时尽量避免将手机置于挡风玻璃下。⑤选择具有安全标准认证的电子产品，如我国的 3C 认证、美国的 UL 认证、欧洲的 IEC 标准等。⑥电子产品应定期检修，防止机械损伤、绝缘损坏等造成短路。

在锂电池的使用过程中，可能会由于使用错误而造成过充电导致锂电池温度上升；电解液分解产生气体使其内部压力上升，以及金属锂等释出，造成起火及破裂的危险。因此，出于对人体健康和安全的考虑，手机、平板电脑等电子产品不宜边充电边使用。

（王长义）

25. 为什么要重视宠物引起的传染病

宠物作为家庭的重要成员，为人们提供了陪伴。然而，与宠物共同生活也存在一定的健康风险。研究显示，因接触动物所致的传染病在人类所有传染病发病数量中的占比达 61%，在新发传染病中的占比更高达 75%。这些疾病中，有些可能导致严重的健康问题，甚至死亡。例如，猫抓病可能引起视力损害或导致感觉或运动功能障碍，弓形虫病则是导致出生缺陷和流产的重要原因之一。因此，重视宠物引起的传染病，采取适当的预防措施，对于保护人类健康至关重要。

专家说

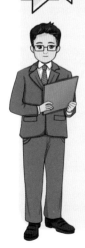

宠物可以携带多种病原体，包括病毒、细菌、寄生虫等，这些病原体可以通过多种途径传播给人类。例如，狂犬病毒主要通过受感染动物的唾液和人类的开放性伤口接触传播；弓形虫通过猫的粪便传播。这些病原体在宠物体内可能不表现出明显的症状，但在传染给人类后，可能导致严重的健康问题。因此，预防宠物引起的传染病关键在于定期给宠物接种疫苗，保持宠物和其生活环境的清洁，并采取适当的个人防护措施，如避免让宠物舔脸、勤洗手等。

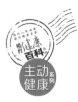
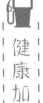
健康加油站

宠物抓咬伤　预防感染

为了预防宠物引起的传染病，宠物饲养者应定期带宠物进行体检和接种疫苗，保持宠物的清洁，及时处理宠物的排泄物，并教育家庭成员正确与宠物接触，如接触宠物后要洗手。此外，了解宠物可能携带的病原体及其预防措施，对于减少疾病传播至关重要。

（李镒冲）

26. 为什么**宠物抓咬伤**后要**及时就医**

宠物抓咬伤后及时就医的必要性在于防止可能的感染及其严重后果。动物的口腔和爪子中携带多种细菌和病毒，这些病原体一旦通过伤口进入人体，就可能引起感染。感染不仅限于局部红肿、疼痛，还可能引起更严重的健康问题，如狂犬病、破伤风、葡萄球菌和链球菌感染、猫抓病等。及时就医可以对伤口进行专业清洁、消毒，评估疫苗接种需求（如破伤风和狂犬病疫苗），并在必要时提供抗生素治疗，可大幅度降低感染风险和预防潜在的严重后果。

专家说

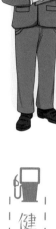

面对宠物抓咬伤，采取正确的紧急措施至关重要。首先，应立即用肥皂和流动水清洗伤口，这一步可以显著降低感染的风险。其次，应用干净的布料覆盖伤口，避免污染，并尽快就医。医生会根据伤口的性质和深度、动物的种类和疫苗接种情况，决定是否需要进一步治疗，如疫苗接种或抗生素治疗。从医学角度来看，及时就医不仅是为了处理当前的伤口，更是为了预防可能的感染和其他严重后果，确保伤者的健康和安全。

健康加油站

破伤风梭菌大量存在于人和动物的肠道中，由粪便污染土壤，经伤口感染引起疾病。破伤风梭菌能产生溶血毒素和痉挛毒素，后者是主要致病物质。感染后临床上主要表现为骨骼肌痉挛和强直。如果被动物咬伤，造成的伤口过深或伤口被污染，则有感染破伤风的风险，需及时接种破伤风被动免疫抑制剂（破伤风抗毒素或破伤风免疫球蛋白）和破伤风疫苗。葡萄球菌和链球菌是常见的细菌，能引起从轻微到严重的多种感染，包括皮肤感染、肺炎、心内膜炎等。及时的抗生素治疗对于控制感染非常重要。

（李镒冲）

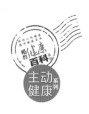

27. 为什么要**及时处理**
在**家中**的**烧烫伤**

　　家庭是烧烫伤意外发生的高风险区域，在家中发生烧烫伤的原因很多：炒菜时热油溅到身上；不合格的厨具在高温下损坏或变形，热水、热汤意外倾洒到身上；把电瓶车或老化的电池放在家里充电导致爆炸和火灾；皮肤直接接触电热毯或取暖器导致低温烫伤；同时使用多个大功率电器，电路过载导致自燃；热水壶、电熨斗等电器随便摆放导致烫伤等。较严重的烧烫伤如果没有得到及时恰当的处理，可能加重病情及伤口感染，甚至造成瘢痕增生、功能障碍、毁容等严重后果。

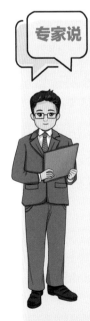

专家说

　　我国每年约有 2 600 万人发生不同程度的烧烫伤，高发年龄为 0~5 岁和 20~30 岁。烧烫伤轻则给人们带来伤痛和不便，重则可能在愈合后形成瘢痕影响美观和肢体功能。发生烧烫伤后及时且正确的处理非常重要！

　　一旦发生烧烫伤，不能使用牙膏、风油精、酱油、香油、酒精等偏方处理伤口。发生轻、中度烧烫伤时应按照"冲、脱、泡、盖、送"的流程处理，降低伤口温度，减少炎症反应，即发生烧烫伤后应迅速用凉水冲洗受伤部位降温，脱去或剪去伤口部位的衣物，将受伤部位浸泡在冷水（10~20℃）或常温水（20~30℃）中10~30分钟，用无菌纱布或干净的毛巾轻轻覆盖伤口，尽快送往医院接受专业治疗。当发生重度烧伤（深度烧伤、大面积烧伤等）时，应立即送医。

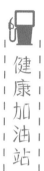

健康加油站

如何预防儿童烧烫伤

预防儿童烧烫伤的关键是加强监护和教育。家长应确保热源（如热水壶、热饮料等）放置在儿童触及不到的地方，避免儿童误触或撞翻；教育儿童远离火源，6岁以下儿童不宜进厨房，在进食或洗澡时应提前确认温度；家中可以使用具有儿童保护功能的家用电器。同时，家长应学习并教授儿童正确的急救知识，发生烧烫伤时及时处理。

（李艳艳）

28. 为什么要重视**家庭火灾**

在众多火灾事故中，家庭火灾与居民生活关系最为密切。国家消防救援局发布的数据显示，居住场所火灾发生数量占火灾发生总数的30.3%，其中居住场所火灾死亡人数占火灾总死亡人数的69.0%，

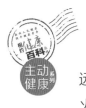

远超其他场所火灾死亡人数的总和。家庭火灾主要包括电器火、厨卫火和用火不慎。家庭火灾的原因众多，例如电器火发生的原因主要包括电器线路绝缘老化或负荷过大造成短路、不规范使用电器设备和乱拉电线等；使用煤气后未及时关闭、抽油烟机油脂过多遇到明火等引起厨卫火；此外，室内吸烟或使用明火、家中堆积大量纸箱等易燃物、儿童在家中玩火等用火不慎行为也是家庭火灾发生的主要原因。那么，家中起火了该怎么办呢？

一旦发生火灾，应第一时间拨打"119"报警电话，报警时须讲清详细地点、起火物品、火势大小、人员被困情况以及报警人姓名和电话号码。

发生火灾时，如果已经明确起火点，火势不大且尚未对自身造成较大威胁时，可根据起火物品采取不同的措施灭火。电器着火时，应第一时间拉总闸断电，然后选择二氧化碳灭火器、干粉灭火器等不导电的灭火器灭火。导线绝缘体和电器外壳等可燃材料着火时，可用湿布、湿被等覆盖起火电器，拉下总闸前，不可用水扑救。油锅着火时，切忌用水扑救，应立即关火断气，用灭火毯、锅盖或大块湿布等以由近向远的方向完全覆盖起火油锅，也可将切好的冷菜沿锅边倒入锅中。厨房管道天然气、液化石油气着火时，应迅速关闭气阀，再利用干粉灭火器或湿布、湿被将火扑灭，如果发现阀门损坏，则应迅速清理气瓶周边的可燃物，防止火势扩大。

如果火势较大，且正在燃烧或可能蔓延，切勿试图扑救，应立刻逃离火场。首先应保持镇静，判断危险地点和安全地点，选择合适的逃生路线，迅速撤离。如果大火还未封住通向入户门的路线，可将浸湿的棉被或棉大衣、毛毯盖在身上，用湿毛巾捂住口鼻，尽量将身体贴近地面或弯腰前进，以防烟雾中毒，逃生时使用楼梯，切勿乘坐电梯。如果大火已经封住外逃的路线，应立即退回没有进烟的房间，然后关门堵缝防烟，有条件的可以泼水降温，等待救援。身处险境时应尽快撤离，不要把逃生时间浪费在寻找、撤离贵重物品上，已经远离险地的人员切勿返回。

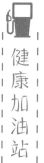
健康加油站

家庭可常备的消防器材

（1）防火毯：1m×1m 的防火毯适用于扑灭小火；1.2m×1.2m 的适用于扑灭中火；1.8m×1.2m 的适用于扑灭大火及火势较大时包裹人身撤离。

（2）灭火器：宜选用手提式 ABC 类干粉灭火器。

（3）逃生绳：宜选用内芯为军用航空钢丝，外包由尼龙线编制而成的逃生绳。

（4）强光手电：宜选用带有声光报警功能的强光手电，用以应急照明和紧急呼救。

（5）防烟面具：分为海绵、石棉网和活性炭三种，其中活性炭能有效过滤烟尘和有毒气体，当环境氧气浓度低于 17% 时不可使用。

（李艳艳）

第二章

健康习惯 共同养成

—

日常生活
好习惯

1. 为什么要**每天**
刷牙、洗脸

每天刷牙、洗脸是保持口腔和面部清洁的基本健康习惯。这些习惯有助于维持良好的个人卫生，提升自我形象，同时也是社交礼仪的一部分。

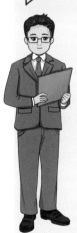

刷牙、洗脸不只是出于卫生的目的，也是维护个人形象、实现社会功能的必要条件。

（1）维持良好的个人卫生：一日之计在于晨，睡眠整晚后，口腔内的细菌在"温润"的环境中肆意生长。同时，脸部也会有分泌物排出，虽说适量的油脂分泌是保护皮肤的重要成分，但也可能沾染灰尘、细菌等，导致皮肤问题的产生。早、晚及餐后刷牙、使用牙线或适时漱口可以帮助清除食物残渣和口腔异味，减少致病菌对口腔的影响，降低龋齿、牙周病、口腔黏膜炎等的发病风险；同时，洗脸则可以洗净脸部的分泌物及污物，保持皮肤的清洁和健康。

（2）维护个人形象：刷牙、洗脸的另一个必要性是维护良好的个人形象，这是实现社会功能的必要基础。试想一个满口秽气、蓬头垢面的形象，是否会受到欢迎？相比之下，口气清新、外貌整洁的形象势必可以增加他人对你的好感，同时也是对自己、对他人的尊重。

关键词

个人卫生 社交礼仪

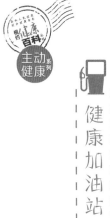
建议每三个月更换一次牙刷。随着时间的推移，牙刷的刷毛会逐渐磨损，失去对牙齿和牙龈的有效清洁能力。同时，牙刷的刷毛可能会滋生细菌。因此，定期更换牙刷有助于保持口腔卫生。需要注意的是，在一些特殊情况下，如感冒或其他疾病康复以后，反复发生牙龈口腔感染，牙刷的刷毛变形、分叉或丧失弹性等，应该提前更换，防止细菌的传播或清洁效率的不足。在选择牙刷时，建议选择软毛牙刷，相比硬毛牙刷更能保护牙龈。此外，无论牙刷是手动的还是电动的，都应该正确使用，遵循正确的刷牙技巧，以确保有效清洁口腔。

定期更换牙刷是维护口腔卫生的重要步骤之一，有助于预防蛀牙、牙周病等口腔问题。

（汤立晨）

2. 为什么洗澡、洗头不能太频繁

频繁洗澡、洗头会造成过度清洁，降低皮肤的屏障功能，影响头发生长。适度的洗浴频率有助于保持皮肤和头发的健康。

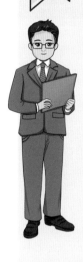

洗澡和洗头是我们日常生活中保持皮肤清洁的重要手段之一。然而，洗澡、洗头也需要做到适度，控制好频率和力度。过于频繁地洗澡会对皮肤造成刺激，导致皮肤中的水分蒸发，使得皮肤角质层受损，引起皮肤免疫力低下，出现皮肤发红、局部肿胀、容易感染、过敏等皮肤屏障功能受损的情况。洗头也需要控制好频率和时间，每天洗头可能会导致头皮水油失衡、毛囊受到刺激，影响头发生长，并且出现头发脱落、头发生长缓慢等情况。洗澡、洗头应控制频率，可以选择2~3天清洗一次，清洗时还需要控制好水温，不可使用温度过高的水或凉水，将水温控制在38~40℃最为适宜。

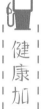

健康加油站

洗发水的选择应当根据头皮的特性和发质来确定，油性、中性和干性发质适用不同种类的洗发水。尽量选择含有天然成分的洗发水，如氨基酸、植物提取物等，这些成分更温和、更健康。此外，在洗发方法上需要注意：不要使用过量的洗发水，以免刺激头皮和伤害头发；采用正确的洗发方法，如先在手心将洗发水搓揉均匀再抹到头发上，可以减少对头发的伤害，应温柔地按摩头皮，避免指甲搔抓，可以更好地保护头皮，有助于放松和清洁头皮；不要长期使用同一款洗发水，定期更换不同品牌的洗发水可以保持头皮健康，促进头发生长。

（汤立晨）

关键词

洗澡　洗头　清洁频率

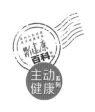

3. 为什么**家庭成员**不要**共用个人卫生用品**

关键词

个人卫生用品　间接接触传播　交叉传染

因为关系亲密或者碍于情面，我们往往习惯于同家庭成员、朋友共用一些个人卫生用品，这为疾病的传播提供了良好条件，忽略这些风险可能导致健康问题。所以，即使关系再亲密无间，也请牢牢记住：个人卫生用品千万不要共用，适当保持一点"洁癖"更健康！

专家说

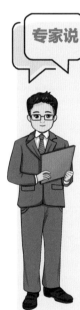

日常生活中，家庭成员之间不共用个人卫生用品是一项健康生活的基本卫生习惯，有助于保持家庭环境卫生、预防疾病传播。共用牙刷、牙膏、剃须刀、毛巾、香皂、洗脚盆等卫生用具 / 用品，最直接的风险就是交叉感染。口腔内、皮肤表面和血液中都可能携带各种病原体，如细菌、病毒、真菌和寄生虫，当多人使用同一件卫生用品时，这些病原体可以轻易地从一个人转移到另一个人身上。

例如，足癣（俗称"脚气"）是一种由表皮癣菌引起的足部皮肤真菌感染，如果家庭成员中有人患脚气，混用洗脚盆很有可能导致其他人被真菌感染。同样的，共用毛巾也是非常不卫生的习惯，使用毛巾时，皮肤上的细菌会渗入毛巾的纤维缝隙内，并且卫生间通常阴暗潮湿、通风差，为细菌提供了繁殖的温床。由于每个人的健康状况不同，共用毛巾可能传播多种疾病，包括角膜结膜炎、脓疱疮和痤疮等，特别是免疫力低下的幼儿更易感。此外，牙刷、剃须刀、指甲刀等个人卫生用品在使用过程中可能会接触到血液和体液，如果和他人共用这些物品，就存在传播乙肝、丙肝和艾滋病等血液传染病的风险。虽然感染条件相对苛刻，但安全起见，还是建议个人专用，并且定期清洗和消毒。

尽管家庭成员间共用个人卫生用品看似方便，但从长远来看，这种习惯可能会对个人和家庭的健康造成不利影响。通过使用个人专用的卫生用品，不仅可以避免病原体的交叉传染，大大降低某些疾病的感染风险，还能有效促进形成清洁卫生的家庭环境。因此，为了自身和家人健康，我们应该增强健康意识，改变不良卫生习惯，重视个人卫生。

（郑频频）

4. 为什么**起床后**不宜马上**叠被子**

叠被子是一个良好的个人习惯，还会让卧室更整洁美观。但是，起床后立即叠被子会把一整晚的代谢废物都"困"在被子里，导致代谢废物无法释放，不利于健康。

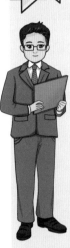

关键词

叠被子 代谢产物

睡眠时人体不断排出各种代谢产物，包括废气、汗液及皮屑等。在大约 8 小时的睡眠过程中，皮肤蒸发出大量水分，使得被褥容易受潮；同时，呼吸道释放出多种化学物质，汗液中也包含了多种挥发性化合物。如果起床后马上叠被子，被子就会保持在相对密闭的状态下，这些水分和气体被被子吸收或吸附后得不到充分释放，不仅会导致被褥潮湿并积累化学污染物，还为螨虫等微生物提供了理想的滋生环境。

普通人的一张床上可能存在千万数量级的被褥螨虫和尘埃螨虫，这些螨虫依靠被褥间的潮湿水分和食用人体自然脱落的皮屑生存，并产生造成人体过敏的物质。

此外，人体在睡眠状态下持续产生汗液与皮屑，这些物质附着于被褥上，其中所含的微生物在体温的作用下快速繁殖，可能对健康造成负面影响。不仅如此，在无意识的状态下，消化系统产生的气体也会通过排气释放到被子里。

一个身体健康的正常人，一个晚上通过各种身体活动产生的细菌、病毒会达到百亿个，如果有咳嗽、流涕等症状，产生的细菌、病毒将更多。

起床后立即叠起被子的做法不利于这些湿气和有害化学物质的有效挥发，长时间如此会加剧被褥内细菌滋生，并可能使人体再次接触这些潜在的有害物质。因此，从健康角度考虑，起床后不宜立即叠起被子，应给予适当的时间让其自然晾置，以减少不良影响。

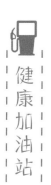

健康加油站

正确的做法是起床后先把被子贴身的一面翻过来，抖动，过一段时间后叠起来，再将床单清理一遍。这样一来，无论是被子还是床单都得到了适当的清洁。此外，建议床单、被套和枕巾每周清洗，被芯也要定期晾晒。

（郑频频）

关键词

居家环境 定期保洁

5. 为什么**居家环境**要**定期清理**

定期清理居家环境可以去除灰尘、细菌和过期物品，保持空气清新和环境卫生，有助于预防过敏反应和呼吸道感染，提升生活质量。定期清理也有助于保持家居整洁，改善心情，创造舒适的生活空间。

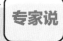

专家说

"一屋不扫，何以扫天下。"居家环境的定期清洁，不仅是保持身心健康的必需手段，还是保护居家用品的明智之举。日常生活中，家里的空气中可能充斥着各种有害的污染物，例如灰尘、细菌、花粉、宠

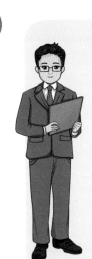

物毛发、烟尘、油烟等。这些污染物可能导致许多健康问题，例如过敏、哮喘、呼吸道感染和其他疾病。通过定期保洁，可以有效降低这些污染物的影响，使我们的居家环境更加清洁和健康。

首先，家庭定期保洁可以帮助预防过敏。在家中定期进行清洁可以有效地减少花粉、宠物毛发、灰尘、螨虫和其他过敏原的积累，减少过敏原的暴露，从而减轻过敏症状并提高生活质量。

其次，家庭定期保洁可以减少疾病传播。细菌和病毒很容易在家里传播，这是因为我们经常触摸各种表面并与他人接触。通过定期消毒、清洁各种表面，可以有效减少病原体的传播，降低感染风险。

再次，家庭定期保洁可以改善和提高家庭成员的心情和生活质量。当我们居住在一个干净、整洁的家里时，情绪会更加愉悦，生活质量也会更高。一个清洁的家可以带来平静、秩序和有组织的感觉，这对于精神心理健康也十分有益。

最后，家庭定期保洁可以延长家具和装饰品的使用寿命。各种灰尘和污垢逐渐积累在家具和地毯上，可能导致物品早期磨损。通过定期清洁，可以保持这些物品的干净整洁，延长其使用寿命，从而节省更多的时间和金钱。

居家环境清理原则

（1）先收纳，后打扫：将物品分好类，做好断舍离，该丢掉的丢掉，该收纳的收纳，这样才能让有限的空间变得井然有序，也能让后续的清洁更加方便有效。

（2）先卧室，后厕所（厨房）：卧室是人休息睡觉的地方，对卫生的要求也更高，干净卫生的卧室环境可以帮助我们更好地入睡；而厕所或厨房污染部分相对更多，污染也更严重，建议相对靠后打扫，同时也要区分清扫工具，如抹布、拖把等分类使用。

（3）从上到下，从里到外：打扫的时候，应该从上到下，先清理天花板、窗户、墙面等，再打扫桌上的摆件、地面等。柜子和抽屉，应该先打扫里面，再打扫外面，以免做重复工作浪费时间。

（汤立晨）

6. 为什么要养成
规律的排便习惯

规律的排便习惯有助于促进消化系统健康，预防便秘，降低肠道疾病风险，维持身体的代谢和体重管理。

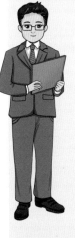

规律排便 排毒 免疫

规律排便对身体健康非常重要，是身体内废物和毒素排出的重要途径之一。规律排便可以保持身体的消化系统正常运行，促进身体健康。

规律排便可以帮助身体排出多余的废物和毒素，维持身体的正常代谢。如果排便不规律，可能导致废物和毒素在体内累积，引起肠道不适、便秘等问题。长期便秘还可能引起痔疮、肠道疾病等。

规律排便还可以帮助维持肠道的健康。肠道是体内重要的免疫器官之一，如果肠道内的废物和毒素不能及时排出，会影响肠道的健康状况，降低身体的免疫力，容易引发感冒、流感等病症。

此外，规律排便还有助于体重管理。如果排便不规律，容易引发肥胖、高血压等健康问题。

健康加油站

保持规律的排便习惯，应关注以下几点。

（1）饮食对排便的影响非常大，可以通过调整饮食来促进排便。增加膳食纤维的摄入，如蔬菜、水果、全谷类等，有助于促进肠道蠕动，促进排便。同时，也要保证充足的水分摄入，有助于软化粪便，方便排便。

（2）定时规律进行排便，有助于提高排便的效率。建议在每天的同一时间进行排便，例如早上起床后或早餐后，这样可以充分利用早餐后肠道的反射性蠕动来促进排便。

（3）适当的运动可以促进身体的代谢和肠道蠕动，有助于促进排便。建议进行适量的有氧运动，如散步、慢跑等，同时也可以进行一些针对肠道的局部运动，如揉腹、提肛等。

（4）按摩可以刺激肠道的反射性蠕动，促进排便。建议在洗澡时进行简单的按摩，如揉搓腹部和肛门周围的肌肉，可以缓解便秘和肠道不适。

（5）心理状态对排便也有一定的影响，可以通过调节心理状态来促进排便。建议保持轻松、愉快的心情，避免过度焦虑和压力，同时也可以使用一些放松技巧，如冥想、深呼吸等。

（汤立晨）

7. 为什么**每天**要喝 **"8 杯水"**

每天补充足量的水分有助于维持身体的代谢平衡，从而维持身体功能。同时，饮水应注意时机，晨间空腹饮水有利于健康，饭后和临睡前不要过多饮水。

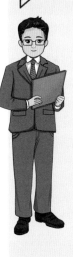

关键词

补水 代谢平衡

人体成分中 50%~60% 是水，人体需要足够的水分以维持整体的生理功能。每摄入 1kcal 热量的食物就要同时摄入 1mL 水才能维持体内代谢平衡。一般人每天平均需要摄入 1.2~1.5L 水，总量相当于 8 杯水（每杯 150~200mL）。

水的摄入也并非越多越好，过多摄入水也会增加心脏与肾脏的负担，因此需要关注摄入总量，平时摄入的食物（如蔬菜、水果、饮料等）都含有水分。

什么时间喝水最科学？有的人只在口渴时喝水。其实，不应在感到渴的时候才喝水。产生口渴的感觉，说明体内的细胞已经处于脱水状态了。建议早晨空腹喝 100~200mL 温水，有助于调节生理功能及促进正常排便；饭后不宜喝太多水，因为饮水过多只会把胃中的消化液冲淡，影响食物的消化吸收；临睡前不宜喝太多水，以免起夜影响睡眠或造成次日水肿。而夏季、运动等出汗多的时候可以适当补充电解质水，以补充流失的体液。

健康加油站

人的正常体温是 36.5~37.2℃，所以饮用水的温度不宜过高，也不宜过低，40℃ 左右的温水比较适合。饮用与体温相似温度的温水，有助于维持人体内环境平衡，对各组织、细胞的刺激性较小，有助于人体健康。如果水温偏高或偏低，可能导致口腔黏膜、食管以及胃肠道黏膜损伤，从而容易导致黏膜炎症甚至诱发肿瘤；此外还可能导致人体内环境紊乱，使得机体的免疫力进一步下降，从而增加各种疾病的发病风险。

（汤立晨）

8. 为什么**不宜长期**饮用**纯净水**

随着生活条件越来越好，再加上一些饮用水的安全问题，人们越来越喜欢饮用纯净水，家用净水器也进入了千家万户。人们往往觉得水越"干净"越好，长期饮用纯净水，甚至只饮用纯净水，用纯净水代替自来水等现象越来越普遍。这样对健康不但没有益处，反而可能有害。

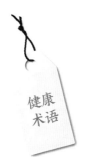

健康术语

纯净水

纯净水指纯洁、干净，不含有杂质或细菌的水，如有机污染物、矿物质、任何添加剂和各类杂质。纯净水是以符合生活饮用水卫生标准的水为原水，通过电渗析器法、离子交换器法、反渗透法、蒸馏法及其他适当的加工方法制得，密封于容器内，且不含任何添加物，无色透明，可直接饮用。

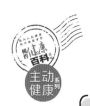

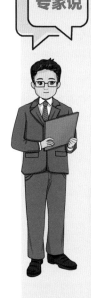

饮水是人体从自然环境摄取钾、钙、镁等无机元素的重要途径，在特殊情况下还是主要来源。我国居民的现有膳食结构并不能全面而自然地补充各类元素。水中的无机元素以溶解的离子形式存在，易被机体吸收，比如水中钙的吸收率可达90%以上，而食物中钙的吸收率只有30%。因此，饮水是人们摄取矿物质的重要途径。纯净水在制作过程中，一方面去除了对人体有害的病菌、有机物和某些有毒元素；另一方面，也去除了对人体健康有益的矿物质。因此，长期饮用纯净水放弃了从水中获得人体所需的微量营养素这一重要来源。

偶尔饮用纯净水是可以的，但长期饮用纯净水甚至只喝纯净水，会减少摄取微量营养素的来源，长此以往，必然会对健康造成不利影响。尤其是婴幼儿、儿童和青少年，正处在智力发育阶段，加上他们好动，损耗的矿物质较多，经常饮用纯净水会对其健康成长带来不利影响。此外，老年人因对矿物质的吸收率降低、需要量增加，以及伴有慢性病等原因，也不宜长期饮用纯净水。

（刘　俊）

9. 为什么**不宜长期**饮用**瓶装水**

关键词 🔍

随着社会经济的快速发展，人们对生活质量的要求越来越高，近年来人们对水质的要求明显提升。瓶装水经过层层过滤使水质达到各项检测指标要求，饮用瓶装水已经逐渐在大众心中埋下"健康、安全"的种子。瓶装水因为使用的便捷性，无可否认地成为世界上非常受欢迎的饮料之一，有些人甚至只饮用瓶装水，但这可能存在潜在的健康危害。

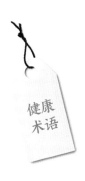

健康术语

微塑料

微塑料指直径 1μm~5mm 的塑料颗粒；而纳米塑料则更小，指小于 1μm 的颗粒，以十亿分之一米为单位测量。由于肉眼难以分辨，微塑料也被称为"海中的 $PM_{2.5}$"。微塑料分为初生塑料和次生塑料。初生塑料是指在生产时就形成的塑料微粒。次生塑料是指塑料经过环境自然分裂和降解形成的塑料微粒。

瓶装水　微塑料

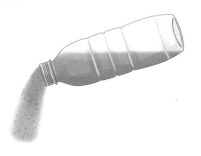

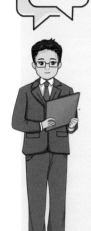

　　瓶装水对人体的危害主要是因为其含有微塑料。瓶装水在生产、贮存、运输、使用的各个环节均可能产生微塑料。净化水时所使用的尼龙制作的塑料过滤器，塑料瓶所使用的原材料，这些塑料微粒可以释放到水中。也就是说，微塑料在瓶子的生产过程中就有可能已经形成。运输过程中，瓶子之间的摩擦也会导致微塑料释放到瓶子里的水中。高温环境下储存的瓶装水，可能会导致塑料中的化学物质渗出，微塑料可能会脱落并最终进入水中。塑料瓶装水存放的时间越久以及存放的温度越高，所产生的微塑料也就越多。研究人员曾测试了在美国销售的 3 个受欢迎的瓶装水品牌，发现每升水中有 11 万~37 万个微粒，其中 90% 是纳米塑料，其余是微塑料。

　　虽然目前对微塑料长期健康影响的研究尚处于初级阶段，但瓶装水中的微塑料对健康的潜在影响是确定的。研究显示，直径小于 1μm 的纳米塑料可以穿过大肠和肺部直接进入血液循环系统，进而进入心脏和大脑等多个人体器官。纳米塑料甚至可以攻击单个细胞，通过胎盘并进入胎儿体内。微塑料可能随着血液流动到达各个器官，长期积累可能对器官功能造成损害。据新英格兰医学杂志报道，微塑料在动脉堆积后，心血管疾病风险升高 3.5 倍。因此，长期饮用塑料瓶装水可能对健康带来潜在不利影响。

当然，微塑料对人体健康的影响不仅仅体现在瓶装水上，其他的诸如饮料、酱油、液体食物也存在同样的问题，只是人们对水的摄入量比较大。为避免长期饮用瓶装水对健康带来的不利影响，建议多样化饮水来源，减少对瓶装水的依赖，尽可能不让瓶装水暴露在高温环境中，如夏天汽车的后备箱，以降低微塑料污染的风险。

（刘　俊）

二

把好饮食
卫生关

10. 为什么需要**定期更换**切菜板和筷子

关键词

筷子 切菜板 黄曲霉

美国国家卫生基金会 2011 年开展的一项研究结果显示，切菜板上的细菌浓度要高于厕所；按照单位面积比较，切菜板的含菌量达到马桶盖上的 200 倍。2023 年《中国消费者报》的记者调查访问了 30 位 35~50 岁的城市女性居民，大约 56% 的受访者表示家里的筷子差不多可以用两三年甚至更久。"筷子看着都还好好的，每次都洗得很干净，不需要换"，当问起很多人为什么常年不换筷子，他们的回答往往是这样的。

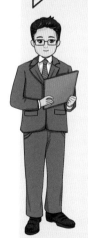

长期使用的筷子容易积累细菌、霉菌和其他微生物，这些微生物可能导致食物污染，增加感染疾病的风险。特别是在潮湿的环境中，这些微生物更容易繁殖。网络传言长期使用的筷子会产生黄曲霉，这种说法其实并不准确。筷子本身并不会长黄曲霉，主要是因为黄曲霉污染粮食，繁殖并产生黄曲霉毒素，假如筷子清洗不干净，残留的饭粒就有可能滋生黄曲霉。因此，无论是旧筷子还是新筷子，如果长期清洗不干净，都有可能带有黄曲霉。

那么是不是只要把筷子清洗干净，就不存在使用隐患了呢？

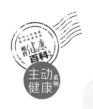

为了延长筷子的使用寿命，市面上销售的木质筷子表面都会刷一层食用漆，也就是我们常说的生漆，这是为了让筷子表面不易被细菌附着。但木质筷子使用时间过长后，表面的生漆容易脱落或破损，这就为细菌提供了生存空间，如金黄色葡萄球菌、大肠杆菌等。一般来说，普通筷子使用 3~6 个月后，其本身的颜色会随着时间和使用的频率变深或变浅。而造成颜色变化的因素，通常就是使用过程中食物、洗涤剂及空气、橱柜内残留物的附着。只要筷子的外观与购买时相比发生明显变化，尤其是颜色，就建议尽快更换。

由于放置和使用切菜板的厨房温度较高、湿度较大，通风也不是很好，一些有害微生物、条件致病菌等容易生长繁殖。并且，切菜板用久后菜刀会在表面留下一些深深浅浅的划痕，脏污和食材残渣难以清理。随着菜板上的划痕越来越多，出现大肠杆菌、金黄色葡萄球菌、幽门螺杆菌，甚至可能致癌的黄曲霉毒素的概率也就越大。

切菜板的使用时间越长，细菌数量也就越多。所以，必须定期更换切菜板。建议每 1~2 年更换一次。如果切菜板清洁晾晒不到位，半年就要及时换掉。

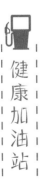

不易消灭的黄曲霉

食物残渣隐藏在切菜板划痕中不易被清理，遇潮发霉后伴随而来的就是一种致命霉菌——黄曲霉。黄曲霉产生的黄曲霉毒素是迄今为止发现的毒性和致癌性最强的天然污染物，被世界卫生组织划定为 1 类致癌物，仅摄入 1mg 就可致癌。有研究显示，竹制、劣质木砧板使用 3 个月后有可能产生黄曲霉。而开裂的砧板就是黄曲霉的最佳生存环境。并且，这种霉菌不怕高温，280℃的高温才能将其消灭，我们平时认为的"烫一烫就好了"对它根本不起作用。

（程景民）

11. 什么是
间歇性断食法

关键词

间歇性断食法 健康效益

随着健康意识的提高，人们对不同的饮食方式也开始产生兴趣。其中，间歇性断食法引起了不少关注。

间歇性断食法是一种饮食模式，其核心理念是在一定时间范围内交替进行进食和禁食。与传统的每日三餐相比，间歇性断食法更注重进食和禁食的时间段，而非特定的食物种类。常见的间歇性断食模式包括 16/8 法（每日限制进食时间窗口为 8 小时，其余 16 小时禁食）、5：2 法（每周正常饮食 5 天，另外 2 天限制摄入量）、24 小时禁食法（隔日全天不进食）等。

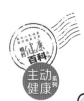

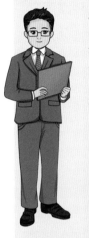

间歇性断食法在多方面对身体产生积极影响。其有助于调整身体的新陈代谢机制，通过交替进食和禁食的模式，促使身体更有效地利用能量。在进食期间，身体获得充足的能量和营养，支持正常的生理功能。而在禁食期间，身体进入一种代谢清理状态，主动消耗储存的能量，尤其是脂肪，以满足基本的代谢需求。间歇性断食法在控制体重方面也表现出明显的效果。通过限制进食时间窗口减少总能量摄入，有助于防止能量过剩和脂肪积累，从而有效控制体重。这种调控机制对于预防肥胖和肥胖相关健康问题具有积极的影响。此外，间歇性断食法对细胞自噬过程的促进也是其重要的生理效应之一。在禁食期间，细胞自噬得以加强，清除老化和受损细胞，促使新细胞的生成，有助于维持组织器官的正常功能，对整体健康和抵抗慢性疾病具有重要作用。间歇性断食法被认为在预防慢性疾病方面具有积极作用，特别是在糖尿病和心血管疾病预防方面，通过控制血糖和血脂水平、减少慢性炎症等途径，有望降低患病风险。

健康加油站

间歇性断食法并非适合所有人，特别是孕妇、哺乳期女性、有进食障碍或患某些疾病者，在尝试间歇性断食法之前，应咨询医生或营养师的建议，确保其适合个人的情况。此外，饮食期间也应注意摄入足够的水分，保证身体正常的代谢功能。

（程景民）

12. 为什么一定要**吃早餐**

早餐作为一天中最重要的一餐，一直被强调为保持健康的重要因素。为什么我们一定要吃早餐呢？

吃早餐对于维护身体健康至关重要。早餐是一天中最早的能量补给，有助于启动新的一天。在夜间睡眠后，身体需要新的营养和能量来支持大脑和肌肉的正常运转。通过在上午九点钟之前完成早餐，我们能够及时补充所需的能量，提高身体的代谢水平，有助于提升精神状态和工作效率，同时减少过度进食的风险。养成这一良好的生活习惯将有助于维持整体健康，并为每天的活动提供良好的基础。

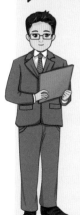

专家说

长期不吃早餐可能带来诸多负面影响。

（1）长期不吃早餐可能导致营养不良：早餐是获取一天所需营养成分的关键时段，包括蛋白质、维生素、矿物质和纤维素等。缺乏这些重要的营养成分可能影响身体的正常功能，损害免疫系统，影响生长发育等重要生理过程。

（2）不吃早餐可能导致能量供应不足：早晨是人体活动和代谢率较高的时候，而不吃早餐可能使身体无法获得足够的能量支持，这会影响体力活动和大脑功能，导致疲劳、注意力不集中等问题，特别是对于需要长时间进行脑力或体力活动的人群，不吃早餐可

关键词

早餐 营养 健康习惯

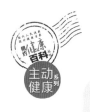

能直接影响工作和学习效率。大脑对葡萄糖的需求较高，而早餐提供的能量可以为大脑提供所需的"燃料"，有助于提升专注度、记忆力和解决问题的能力。因此，对于从事高强度工作或学习的人群，养成良好的早餐习惯对于维护整体健康和提高生产力至关重要。

（3）长期不吃早餐还会增加午餐和晚餐时过度进食的风险：在长时间的空腹状态下，人们容易在后续餐食中摄入过多的能量，导致消化不良、肥胖等健康问题。过度进食还可能引发血糖波动，对胰岛功能和血糖控制产生负面影响。

为了维护身体健康，培养规律的早餐习惯十分重要，有助于确保身体获得足够的营养和能量，提高生活质量和工作效率。

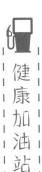

健康加油站

如何培养早餐习惯

要养成早餐习惯，可以从设定明确的目标开始。逐渐引入早餐，每周至少尝试三次，以适应这一健康习惯。建立一个简单而美味的早餐菜单，让早餐成为一天中令人期待的时刻。设置提醒或制定固定的早起时间，确保有足够的时间准备和享受早餐。与家人或朋友一起分享早餐，创造一个愉悦的氛围，有助于巩固这一良好的生活习惯。

（程景民）

13. 为什么不建议吃
"隔夜菜"和"久冻肉"

"隔夜菜""久冻肉"或多或少都存在于家家户户的冰箱里，如何保存、如何吃成了大家安全饮食关注的重点。把握不好安全食用的规则，损害身体健康可不是小事。那么为什么不建议吃隔夜菜、久冻肉呢？

"隔夜菜""久冻肉"食用不当是造成肠胃炎、食物中毒的"好帮手"。"隔夜菜"可不是放置一夜的饭菜，而是放置时间超过8小时的饭菜。"久冻肉"是指保存期限超过各种肉类对应的一般保质期，尤其是反复解冻的肉类。大量实验研究表明，"隔夜菜""久冻肉"不适合食用的原因是细菌滋生和营养流失。长时间放置、储存不当，使得"隔夜菜"中细菌快速滋生，导致亚硝酸盐含量迅速增加，食用后在胃酸的作用下可分解为致癌物亚硝胺，导致急性中毒；冻肉在放入冰箱时本身就有原始细菌菌落，在反复解冻的过程中，湿润的环境、丰富的营养、适宜的温度、充足的时间，使得细菌快速翻倍繁殖。"隔夜菜""久冻肉"还会造成蛋白质、氨基酸、维生素等营养物质的快速流失。细菌滋生和营养流失情况都会随着存放时间和存放位置而变化。

专家说

"隔夜菜""久冻肉"的危害是由细菌生长和营养物质流失共同作用的。值得强调的是，"隔夜菜"不健康与食材、烹饪方法，尤其是储存条件息息相关。"隔

关键词

隔夜菜 久冻肉 细菌滋生 营养流失

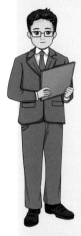

夜菜"在 10℃ 以上的室温下，细菌快速繁殖，在此基础上产生较多的病菌、亚硝酸盐和细菌毒素。尤其叶菜类含有较多的硝酸盐，硝酸盐本身无害，但在细菌的作用下会变成亚硝酸盐，并在胃酸和肠道环境下产生致癌物亚硝胺，超过可食用的安全范围（>0.2mg/kg）。在反复加热过程中，叶菜类的维生素大量失活，营养大量流失。鱼、肉、豆制品等富含蛋白质，若放置温度不当，细菌会在此天然培养皿中快速生长，隔夜食用易导致食物中毒。主食类等富含淀粉的食物，隔夜容易被蜡样芽孢杆菌污染，食用易引发肠胃道症状。凉拌菜最好现做现吃，隔夜后细菌含量高，若未经过高温杀菌，有较高的食用风险。实验表明，"久冻肉"反复解冻 4 次，肉上的菌落数是最初的 15 倍，细菌繁殖数量多。因此，为了身体健康，"隔夜菜""久冻肉"应尽量不吃。

健康加油站

　　为了减少细菌滋生造成的危害，食物最好现做现吃。减少细菌滋生的小妙招，如将菜品和肉分成小份量分装，密封保存，保持生熟分开，在 4℃ 以下储存，防止冰箱内细菌交叉繁殖。最好用玻璃容器、瓷制品盛装。"隔夜菜"食用之前一定要充分加热。反复解冻的肉类少吃为好。

（程景民）

14. 为什么**砧板**需要**生熟分开**

关键词

根据我国食源性疾病监测信息数据库统计分析结果，微生物性病原约占我国食源性疾病的 35%，致病菌引起的食品安全问题在我国屡见不鲜。研究表明，导致食源性疾病发生的关键原因之一是在食物制备过程中，未加工的生食与即食性的熟食共用一个砧板。这反映出在家庭生活中，大部分人由于缺少生熟砧板分开使用的观念，导致致病菌有机可乘。

专家说

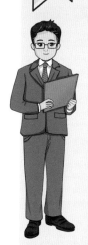

2007 年世界卫生组织对食源性疾病的病因进行了系统分类，结果显示，80% 以上的食源性疾病都与细菌、病毒和寄生虫等生物因素相关。近年来的食品安全事件，多数是由食源性致病菌所致。以沙门菌感染为例，全球每年因沙门菌导致的胃肠炎病例数高达 9 380 万。经过调查，国际上公认的沙门菌食物中毒的原因主要是食物处理过程中生熟未分开。生食中难免含有大量的致病微生物和寄生虫，且较为顽固，无法通过清水冲洗或者简单擦拭去除，只能通过后续的高温烹饪将其尽数清除。而经过加工制作后的熟食，基本上没有可以致病的细菌和寄生虫了。

砧板　生熟分开　沙门菌

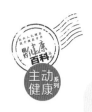

　　根据我国居民的饮食习惯，生鲜食品需要放置在砧板上使用刀具切割加工处理，一般清洗能去除大部分病菌，但并不能完全清洗干净。所以，在砧板使用过程中，生鲜食品中携带的有害病菌会附着在砧板表面。砧板随着使用时间的增长，表面会因为长期切割而变得粗糙，肉类等食物碎屑便会附着在其表面，而且不易清除，食物碎屑中的蛋白质、糖类等为微生物提供了丰富营养，成为微生物繁殖的"温床"，尤其在湿热季节微生物繁殖更甚，一旦食用了被这些细菌污染的熟食，便可能引发食物中毒。

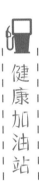

如何避免烹饪过程中的生熟不分

　　厨房中应备有两把菜刀、两块砧板，并分开使用，一套用于切生食，一套用于切熟食。应保持菜刀和砧板的清洁，使用过后须用硬板刷在清水中刷洗，将污物连同木屑一起洗掉。如果留有鱼、肉等的腥味，可用溶有食盐的洗米水或洗洁精进行擦洗，然后再用温水洗净，尽量不要用开水烫洗砧板，因为残留的蛋白质遇热会凝固，更不易洗净。在用冷水洗过砧板后，将其竖起晾干。每当使用一段时间后，可用菜刀将砧板上的木屑刮削一下，使上面的污物彻底清除。

（程景民）

15. 为什么要**清淡饮食**

随着健康意识的提高，人们开始关注不同的饮食方式，而清淡饮食引起了人们的广泛兴趣。清淡饮食是一种健康的饮食模式，其核心理念在于选择相对低油脂、低盐、低糖的食物，并注重饮食的平衡和多样性，以达到身体的整体健康。

清淡饮食强调选择低油脂的食材，有助于降低饮食中的饱和脂肪摄入。饱和脂肪是与心血管疾病相关的因素之一，过量摄入可能导致血脂升高。通过选择低油脂食物，可以有效降低患心血管疾病的风险，保持心血管健康。

低盐食物有助于维持正常血压水平。高盐饮食与高血压密切相关，而长期高血压可能导致心脏病和脑卒中等健康问题。清淡饮食强调减少盐分摄入，有助于维持血压在正常范围内，进而降低患心血管疾病的风险。

低糖食物有助于预防肥胖和糖尿病。过量的糖分摄入可能导致体重增加和胰岛功能异常，增加罹患糖尿病的风险。清淡饮食倡导减少糖分摄入，有助于维持健康的体重，并降低患糖尿病的风险。

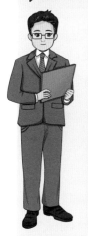

关键词

清淡饮食 个体差异

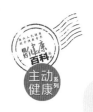

　　清淡饮食注重饮食的平衡和多样性，确保身体获得全面的营养。通过摄入各种食物，包括蔬菜、水果、全谷物和蛋白质，可以确保身体获得足够的维生素、矿物质和膳食纤维，促进各个系统的正常运作。清淡饮食不仅注重口感，更关注食物对整体健康的影响，可为身体提供丰富的营养支持，降低慢性病的患病风险。

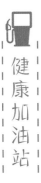

健康加油站

个体差异

　　尽管清淡饮食对大多数人有益，但并非适合所有人，特别是有特殊健康状况的人群。在尝试清淡饮食之前，建议咨询医生或营养师，以确保其符合个体需求。个体差异需要被充分考虑，个人的健康状况、生活方式和体质等因素都应综合考虑。

　　同时，饮食过程中要保证足够的水分摄入，充足的水分有助于促进营养物质的吸收和代谢，维持身体的正常功能。总体而言，清淡饮食是一种维护身体健康的有益方式，但在实践过程中须因人而异，确保个体的健康需求得到最大限度的满足。因此，清淡饮食应当被视为一种灵活的饮食选择，可以根据个体的实际情况进行调整和改进。

（程景民）

16. 为什么**吃夜宵**是种**不健康**的**生活方式**

关键词

夜宵 肥胖 结石

深夜抚慰空虚肠胃的夜宵，天天吃可不是好事情。无论年龄大小，夜宵都伤身体。大家千万别天天夜啤酒、夜夜小夜宵。

夜宵，顾名思义，和夜晚有关，是晚上九点以后的一次加餐（多指晚餐2小时后吃的食物的总称）。吃夜宵的危害包括：胃肠道负担加重、营养过剩易造成肥胖、容易形成结石、胆固醇增高、诱发失眠等。

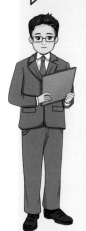

专家说

吃夜宵在快节奏的生活中越来越多见，应酬越来越晚，加班越来越多，夜宵有时候成为生活压力的调节剂。吃夜宵是一种不健康的生活方式，有以下危害。

（1）诱发消化道疾病：胃黏膜上皮细胞在夜间每2~3天更新一次，夜宵会增加胃肠道的负担，影响胃黏膜的修复过程，引起消化不良、胃胀气等症状。

（2）易形成尿结石：排钙高峰多在进餐结束后4~5小时，晚上吃夜宵，则会在睡眠中达到排钙高峰，尿液在睡眠过程中积聚在膀胱内，尿钙含量不断增加，晶体沉积形成结石。

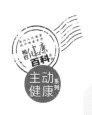

（3）营养代谢失衡：若夜宵多以高脂肪、高蛋白、高碳水化合物类食物为主，营养物质丰富，夜间新陈代谢速度下降，食物不易消化，长此以往，脂肪堆积易造成肥胖。这样的夜宵会增加尿钙含量，造成尿路结石，降低体内的钙储存量，易诱发老年人骨质疏松、青少年近视、儿童佝偻病。

（4）胆固醇增高：高脂肪、高蛋白食物可使血脂增高，且人体血液在夜间常维持高脂肪含量，此时进食高脂肪、高蛋白夜宵，肝脏合成的血胆固醇明显增加，肝脏受刺激产生更多的低密度脂蛋白，一旦过量堆积于动脉管腔壁，易诱发动脉粥样硬化、冠心病。

（5）诱发失眠：夜宵吃得过饱，会对周围脏器造成挤压，胃、肠道、肝脏、胆囊、胰腺等器官在餐后的紧张工作会传送信息至大脑，引起大脑活跃，并扩散到大脑皮质其他部位，诱发失眠。睡眠时间的减少会导致瘦素（减少饥饿感）水平的降低和胃生长激素释放素（增加饥饿感）的增加，使食欲增加，容易导致肥胖。

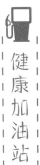

健康加油站

当实在是饥饿难耐，需要吃夜宵时，选择的食物应清淡易消化，如馄饨、面条等，以水煮、焖、蒸为主要烹饪方式；应少肉、多维生素，如新鲜瓜果、有色蔬菜；夜宵后隔一段时间再入睡。

（程景民）

17. 为什么**食物** 不能"**趁热吃**"

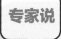

过热的食物可能损害口腔黏膜和食管，导致灼伤，甚至诱发食管癌。因此，"趁热、趁烫吃"的习惯要改掉。

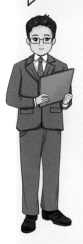

专家说

吃饭时总被规劝"趁热吃"，但我们要注意是不是"太烫了"。65℃以上的热饮被列入 2A 类致癌物（即很可能导致癌症发生的因素）。有研究表明，食物 10~40℃最合适，50~60℃勉强耐受，65℃以上就会造成烫伤。比如刚煮好的粥，盛到碗里时 92℃左右，放置 15 分钟后还有 80℃，边吃边吹搅着喝的温度也有 70℃左右，对于我们的食管都太"烫"了。由于口腔的温度感受器分布密度高于食管黏膜，烫的食物刚到嘴里就吞进食管，食管又对温度不那么敏感，所以，虽然我们不觉得烫，但食管可能已经被烫伤了。长此以往的反复损伤，可能导致食管永久性伤害，甚至诱发食管癌。

食管癌的形成一般要经历十多年的长期积累。食管癌的致病原因有很多，从外因来看，患者一般喜食腌制食品、吃饭较快、喜欢趁热吃、好吃辣及嗜酒等；从内因来看，除了遗传因素，口腔病毒及细菌感染、免疫力低下等都易导致食管癌发生。

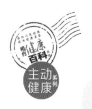

预防食管癌，"趁热、趁烫吃"的习惯要改掉；吃得太辣、太粗糙也不行；酸菜类腌制食物必须谨慎食用，其摄入量与食管癌的发病率呈正相关；建议戒烟、限酒。

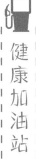

食管癌早期症状不太典型，容易被忽略。比较常见的症状如患者吃比较硬的食物时，会短暂性地出现胸骨后烧灼感、针刺样或牵拉样疼痛及吞硬食物时的哽噎感，但在吃较软的食物或流食时，往往没有明显症状。食管癌中晚期，病变才会出现比较明显或持续性的进行性吞咽困难等典型症状，还会有胸背部疼痛、声音嘶哑等。

（汤立晨）

≡

适量运动
强体魄

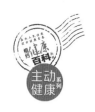

18. 为什么不能**久坐**

关键词

静态行为 健康影响

随着社会的发展和进步，现代人的生活和工作大多呈现久坐不动的静态行为，越来越多的职业从体力劳动变成脑力劳动，如 IT 从业人员、教师、设计师、会计、编辑等。这类人群往往需要长时间坐着工作，每天久坐的时间常常超过 8 个小时。

久坐是指人一天较长时间坐着的行为，包括工作、学习和休闲所坐的时间，也称静态行为。静态行为不仅限于静止不动，也包括一些轻度的活动，如听音乐或在剧院看电影。根据《中国人群身体活动指南（2021）》，中国成年人的平均每日静态行为时间为 4.7 小时，其中18~44 岁年龄组平均每日静态行为时间最长，达到 5.2 小时。久坐不只会导致腰酸背痛，一项研究发现，相较于一天坐不足 7 小时者，成人一天累计坐 9 小时将增加 22% 的死亡风险；若坐 11 小时，死亡风险更高。

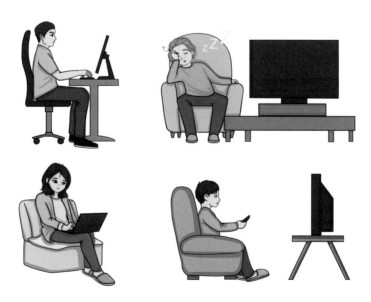

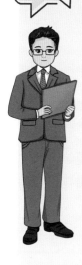

专家说

久坐行为可能导致多种健康风险升高。首先，久坐导致活动量减少，进而减少能量消耗，增加体重；其次，久坐会干扰正常的血液流动，降低血液流速，导致血液循环问题；此外，坐着时身体所承受的压力比站立时大，可能加速椎间盘退化，最终可能导致办公室工作者常见的腰椎间盘突出等问题。

那我们应该如何避免成为"久坐族"呢？可以采取以下几个措施：①主动承担家务以增加活动量；②确保每天进行适量运动，例如快走 30 分钟；③选择爬楼梯而不是坐电梯；④每坐或躺半小时后就应起身活动；⑤在工作或学习的间歇进行伸展运动或做健身操。

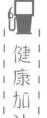

健康加油站

久坐与锻炼的关系

久坐的时间越长，对健康的影响越大。久坐与锻炼对健康的影响是独立存在的，并非此消彼长的关系。因此，即使身体活动达到活跃水平，也应该尽量减少久坐，以产生更多的健康效益。换句话说，即使您经常锻炼，也要尽可能避免久坐。

（贾英男）

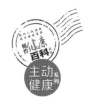

19. 为什么**饭后**
不宜马上**锻炼**

科学运动可以促进健康，从 3 岁开始到老年都应该参与运动，可以说运动是我们一生的"良医"。老话说："饭后百步走，能活九十九"。锻炼确实有很多好处，包括增强心肺功能、加速体内新陈代谢、增强机体免疫力等。但是饭后立即锻炼却有可能对身体健康造成损害。

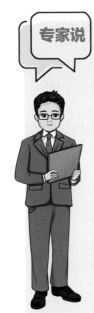

专家说

饭后运动可能会引起消化系统的不适，包括消化不良、胃痉挛以及可能导致腹部剧烈疼痛的肠扭转。通常建议饭后不宜立即进行剧烈运动，而应先休息一段时间。

进食后，消化系统会增加消化液的分泌以助于食物分解。但若餐后立即进行剧烈的体育活动，可能抑制消化液的正常分泌；体内的能量也会供给全身肌肉，减少胃肠道的能量供给，削弱消化功能，进而可能出现消化不良、腹胀、反酸、嗳气，以及胃内容物反流等症状。此外，剧烈运动会导致大量血液流向肌肉组织，减少胃肠道的血液供应，可能引起胃部食物在负荷下震荡，从而导致胃痉挛，严重时甚至可能引发肠扭转，造成剧烈腹痛。

为促进消化和避免不适，建议饭后适当休息约半小时，然后再进行温和的活动，如散步，有助于肠道蠕动和食物消化。饭前也应避免剧烈运动，以免影响进食欲望和食物消化。

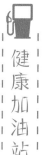

最具性价比的运动方式

挥拍运动（如羽毛球、网球和乒乓球）是综合性很强的体育活动，不仅要求参与者具有良好的身体素质，还需要较高的心理素质和快速反应能力。身体素质方面，此类运动通常涉及全身每一个肌肉群的运动，从脚部踏地的稳定性到手部挥拍的准确性，每一个动作都需要身体的高度协调。在挥拍运动中，球的飞行轨迹非常快速且多变，这就要求运动者的眼睛能够快速判断球路，而大脑则需要在极短的时间内对球速、角度和力量等做出准确判断。挥拍运动的另一个特点是其趣味性和互动性。此类运动通常在一种竞技和友好的氛围中进行，人们不仅能在运动中找到乐趣，而且能与他人进行互动和沟通，这种社交元素可以增加运动的吸引力，使人们更易于持续参与，从而获得更多的身心健康益处。因此，定期参与羽毛球、网球、乒乓球等挥拍运动，无疑是促进身体健康和心理愉悦的有效途径。

（贾英男）

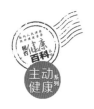

20. 为什么要重视**体适能**

关键词

心肺耐力 肌肉适能 柔韧性 身体成分

许多人都希望在镜子中看到体育明星一样的体型：结实的肌肉、纤细的腰、全身没有赘肉。那么如何全面评价一个人的身体素质呢？体适能是一个比较合适的指标，指躯体的各个系统能良好运作，以应对日常生活中的事务和参加休闲娱乐活动，而不会感到过度疲劳，且有能力应对一些难以预见的突发事件。

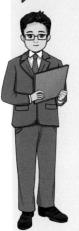

体适能包括四个要素，即心肺耐力、肌肉适能、柔韧性以及身体成分。

（1）心肺耐力能够增强个人在较长时间里维持一定能量供给的能力，以便于身体进行更长时间、更高强度的工作。提高心肺耐力最有效的方法就是有氧运动。心肺耐力是良好体适能的基础。有氧运动能够延长期望寿命，降低结肠、泌尿系统、心脏、子宫、卵巢发生恶性肿瘤的风险。

（2）肌肉适能是指骨骼肌完成收缩的能力。肌肉适能包含两个方面的要素，一是肌肉力量，二是肌肉耐力。肌肉力量是指肌肉在短时间内达到或接近肌肉工作最大值的能力，肌肉耐力则是指人体肌肉长时间持续工作的能力。肌肉适能是身体完成工作的必要条件。

（3）柔韧性是指关节自然活动的范围。当一个人在运动中不能灵活移动身体时，可能就是身体在发出柔韧性不足的信号。年龄的增长和身体活动不足都是柔韧性的大敌。

（4）身体成分是指肌肉、骨骼、脂肪和其他成分组成人体的情况。体内脂肪的百分比以及除去脂肪外的体重都值得关注。

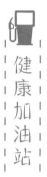

增强肌肉力量的方法

采用"超负荷原则"进行训练，具体包括：①等长运动：目标的阻力非常大，肌肉收缩完全无法移动物体，例如平板支撑、扎马步等；②等张运动：也称为渐进性抗阻运动，例如步行、游泳等；③等速运动：运动过程中利用机械装置持续提供使肌肉超负荷的阻力，例如高抬腿。等张运动是目前最常用的肌肉锻炼运动。

（贾英男）

21. 为什么**锻炼**之后会**心情愉悦**

抑郁症已成为人类第二大杀手，据估计，全世界每年 80 万起自杀事件中，多达 50% 发生在抑郁发作时，抑郁症患者死于自杀的可

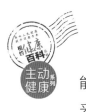

能性几乎是普通人群的 20 倍。很多人在感到抑郁的时候会选择运动来调节心情。

对于抑郁症的治疗，抗抑郁药物是许多精神心理科医生的首选，但还有另一种无副作用且价格低廉的治疗方式被很多人忽视了，那就是运动。

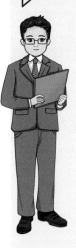

为什么运动会改善抑郁呢？

（1）分泌"快乐激素"：运动能够促进身体分泌多巴胺、内啡肽和血清素等"快乐激素"。多巴胺通常被称为"奖励"化学物质，与学习、注意力和心情密切相关。内啡肽是一种天然的止痛剂，能减轻痛感并产生安慰感。血清素被称为"幸福激素"，与情绪调节、睡眠和食欲调控有关。这些化学物质可以带来愉悦感和幸福感，改善情绪，并减轻焦虑和抑郁的症状。

（2）改善心理状态：锻炼时的注意力转移能够使个人暂时从压力和消极情绪中解脱出来，这种"冥想式"运动有助于平复紧张的心情，并在运动后长时间保持放松状态。

（3）促进社交互动：社交支持是心理健康的关键因素之一，团队运动或健身班等活动提供了与他人交流和建立联系的机会，这对于那些经历孤独或隔绝感的人特别有益。

（4）提升自信心：定期运动和看到身体的改变能够提高个人的自尊和自我效能感，这对于抑郁症患者尤其重要，因为他们往往在这些方面感到挑战。

（5）缓解身体不适：运动可以改善睡眠质量、减少慢性痛感和提高整体能量水平，这些都是改善心情和减少抑郁症状的关键元素。

总体而言，运动被看作一种有效的非药物疗法，用于缓解轻度到中度的抑郁症状。不过，对于抑郁症的治疗，建议结合专业医疗意见和个性化治疗计划。

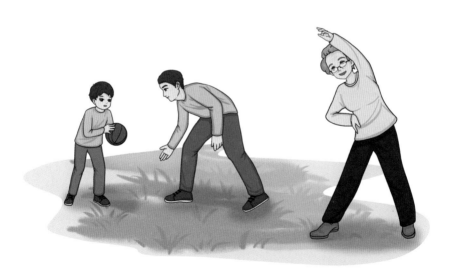

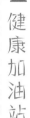

关键词

有氧运动 无氧运动

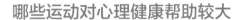

哪些运动对心理健康帮助较大

（1）慢跑：慢跑可以让人把注意力集中在自己的呼吸和脚步上，让人感到放松和愉悦。

（2）瑜伽：瑜伽可以让人感受到身体的舒适感和放松感，同时可以消除压力和焦虑。

（3）散步：散步可以让人体验到大自然的美丽和宁静，让人心情愉悦。

（4）游泳：游泳可以让人感觉到身体的轻松和浮力，同时可以消除身体疲劳和精神压力。

（贾英男）

22. 为什么有氧运动更有利于保持健康体重

随着社会的发展，人们越来越重视健康问题。而健康问题的核心，就在于保持健康的体重。保持健康体重，不仅能够更好地享受生活，而且能够预防多种疾病的发生。按照中国人的 BMI 分级，目前我国有 34.8% 的人超重，14.1% 的人肥胖。超重和肥胖在男性中更普遍，男性超重的比例为 41.1%，女性为 27.7%；男性肥胖的比例为 18.2%，女性为 9.4%。

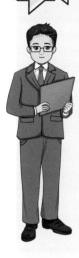

　　身体活动是调节体重的关键方法之一，大致分为有氧运动和无氧运动两类。有氧运动通常涉及连续、节奏性地使用大肌肉群，如四肢和躯干，进行持久而稳定的活动。相反，无氧运动主要依赖肌肉在没有足够氧气的条件下产生能量，通常表现为短暂而强烈的肌肉收缩，这类活动不能持续太久。

　　结合中等强度的有氧运动和耐力训练能够有效维持健康的体重，这类运动在氧气供应充足的条件下进行，能够使人体达到摄氧与耗氧之间的平衡。有氧运动尤其有利于减少体内脂肪的堆积和控制体重的增长。

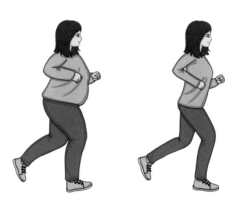

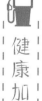

健康加油站

　　适合减重的有氧运动种类繁多，旨在通过提高心率和加快新陈代谢来燃烧脂肪、消耗能量。

　　（1）快走：与慢跑类似，快走也是一种低冲击的有氧运动，可以加速代谢，加快脂肪燃烧，且对关节的压力较小。

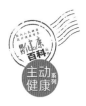
（2）室内骑行：通过调节阻力和变化速度，室内骑行可以进行高强度的间歇训练，有效促进脂肪燃烧。

（3）有氧操或舞蹈：这类活动通常伴随着音乐，可以提高心率，强化肌肉，同时因其趣味性而易于坚持。

每种运动都有其特点，适合不同的人群和健康状况。在选择适合自己的减重运动时，个人的兴趣、身体条件和可持续性是关键。同时，为了达到最佳的减重效果，建议配合合理的饮食和充足的休息。

（贾英男）

23. 为什么要选择

合适的运动形式

随着人们生活水平的提高，越来越多的人开始关注自己的健康。运动是保持健康的重要手段，选择适合自己的运动项目非常重要，因为不同的人有不同的身体状况和运动需求。选择适合自己的运动项目可以有效地提高运动效果，减少运动损伤，增强身体素质，提高生活质量。

如何选择适合自己的运动项目

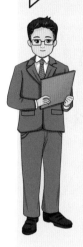

（1）了解自己的身体状况和运动需求：在选择运动项目之前，首先要了解自己的身体状况和运动需求。例如，如果您患有高血压或心脏病，应选择低强度的有氧运动，如散步、慢跑、游泳等；如果您想增强肌肉力量，可以选择重量训练、俯卧撑、引体向上等。

（2）确定运动目标和频率：在选择运动项目之前，要确定自己的运动目标和频率。例如，您想减重、增肌还是提高心肺功能？确定了目标之后，可以根据目标制定合适的运动频率和时长。

（3）选择多种运动项目：单一的运动项目容易让人感到枯燥乏味，而且不能全面提高身体素质。建议选择多种运动项目，如跑步、游泳、瑜伽、篮球等，以便全面提高身体素质。

（4）关注个人兴趣和爱好：在选择运动项目时，也要关注自己的兴趣和爱好。选择自己喜欢的运动项目可以让自己更坚持运动，同时也可以享受运动带来的乐趣，使运动真正融入自己的生活方式。

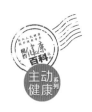

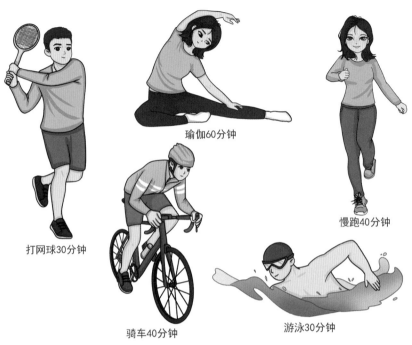

瑜伽60分钟

慢跑40分钟

打网球30分钟

骑车40分钟

游泳30分钟

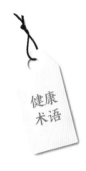

健康术语

靶心率

运动中应达到的适宜心率就是靶心率，目前以最大心率的 60%~85% 为推荐范围。

（贾英男）

24. 为什么要选择
合适的运动鞋

如今，很多人都更偏爱舒适的运动鞋。但是市场上的运动鞋种类繁多，如何挑选运动鞋是一门学问。

合适的运动鞋对于提升运动表现和预防受伤至关重要。在挑选运动鞋时，以下原则可以帮助到您。

（1）试鞋时间：在脚部最膨胀的时候试穿运动鞋，通常是下午或运动后，因为这个时候脚部尺寸最大。

（2）运动袜：试穿时应穿上您运动时会穿的袜子，以确保鞋子与袜子的搭配合适。

（3）足部空间：确保脚趾有足够的活动空间，不会感到挤压。

（4）即刻舒适：鞋子应该在您刚穿上时就感到舒适，不需要长时间的磨合期。

（5）脚后跟贴合：鞋子的后跟部分应紧贴脚后跟，走路或跑步时鞋子不会脱落。

（6）行走试验：实际走或跑几步，确保鞋子穿着舒适，没有不适感。

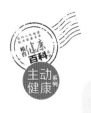

（7）正确系鞋带：每次穿鞋都应正确系上鞋带，应从鞋带孔最下端开始系，并保证鞋带拉紧。

（8）专业运动鞋：如果运动频率较高（每周3次以上），应考虑购买专业运动鞋。关注鞋子的功能性，如防滑、减震和稳定性，这些功能可以有效减少运动伤害。不同类型的运动可能需要不同类型的鞋子，比如跑步鞋、篮球鞋或足球鞋等。购买时，可以咨询店内的专业人员，以便选择最适合自己运动类型的运动鞋。

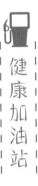

不同脚型和体重者选择的运动鞋一样吗

脚型和体重会影响运动鞋的选择。例如，平足弓的人适合后帮坚硬、支撑力较强的鞋，而高足弓的人则适合减震强、脚跟稳定性好的鞋。

（贾英男）

四

控烟限酒
享健康

25. 为什么**低焦油烟**不能 **减少烟草危害**

有的吸烟者觉得戒烟很难，所以选择吸低焦油烟减少危害，这其实是个误区，低焦油烟并不能降低吸烟者的健康风险。研究发现，吸低焦油烟者体内的烟草烟雾有害成分代谢物水平并不比吸普通卷烟的人低，低焦油烟不仅有害，且危害并不比普通卷烟小。

专家说

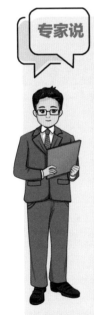

焦油是烟草在高温下燃烧时产生的一种黑色黏稠的液体。焦油中含有多种致癌物质，如苯并芘、亚硝胺等。

低焦油烟通过降低卷烟中尼古丁、焦油等物质的含量来减少其对健康的影响，似乎是一个更"安全"的选择。但是焦油在烟草释放的有害成分中仅占很小一部分，即便焦油含量下降，烟草烟雾中仍然包含许多其他有害物质，包括一氧化碳、重金属等多种毒性物质。吸低焦油烟仍然会增加患癌症、心血管疾病和其他健康问题的风险，同样会危害人体健康。

此外，烟草中的尼古丁和焦油含量是正相关的。焦油含量的下降会导致尼古丁水平的下降，而尼古丁是一种强烈的成瘾性物质，是烟草成瘾的原因所在。低焦油烟由于含有更少的尼古丁，会导致吸烟者出现吸烟补偿行为，吸得更多或者吸入更深、更频繁，从而使实际吸入的焦油等有害物质的含量不减反增。为避免低焦油烟可能造成的误导，世界卫生组织指出，在卷烟包装上出现的"低焦油""淡味"等字样是对消费者的欺骗。对于吸烟者来说，使用低焦油烟并不能有效减少吸烟的危害，而这种虚假的安全感反而可能降低吸烟者的戒烟意愿。

与此相类似，细支烟、有机烟、精品烟都无法有效减少吸烟的危害，戒烟是减少烟草危害有效且唯一的方法。

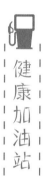

健康加油站

烟草业设计和推出低焦油烟的目的在于提高卷烟的吸引力，从而诱导吸烟或削弱吸烟者的戒烟意愿。低焦油烟并不比普通卷烟更安全，戒烟才是保护身体健康的最佳选择。

（郑频频）

26. 为什么**电子烟**不能帮助**戒烟**

近些年电子烟悄然盛行。尽管部分电子烟广告宣称电子烟是"戒烟神器"，世界卫生组织已经明确提出电子烟并非推荐的戒烟手段，

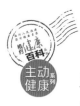

且危害公共健康，必须加强严格管制。大多数电子烟中含有尼古丁，所以吸电子烟可能让原本不吸烟的人因为尼古丁成瘾而产生电子烟依赖，或改吸传统卷烟产生烟草依赖，甚至双重依赖。

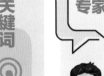

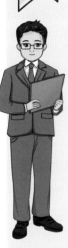

电子烟 尼古丁

电子烟根据是否含尼古丁，可分为电子尼古丁传送系统和电子非尼古丁传送系统。与传统卷烟燃烧抽吸的模式不同，电子烟通过电子加热电子烟溶液（烟油）产生气雾以吸用。目前，大部分的电子烟中都含有尼古丁。尼古丁高度致瘾，有证据表明，从不吸烟的未成年人使用电子尼古丁传送系统会使他们在以后的生活中吸烟的概率增加一倍。儿童和青少年摄入尼古丁会对大脑发育产生危害，导致大脑发育不良的长期后果，并可能导致学习和焦虑障碍。而不含尼古丁的电子烟通常也含有调味剂、添加剂等化学物质，吸入后同样会对健康产生危害。

电子烟产品对健康有害。研究证实，电子烟的烟液和气溶胶中含有危害人体健康的醛酮类化合物、挥发性化合物、重金属等，其中许多为致癌物。长期使用会导致呼吸系统的损伤，增加心血管疾病风险。电子烟排放物含的有毒物质同样会危害周边人的健康，产生二手烟问题。电子烟由于是新兴制品，其长期危害和风险仍未明确，用电子烟戒烟显然不是理想的选择。

目前在学术界，电子烟能否帮助戒烟存在争议。值得指出的是，虽然尼古丁替代疗法是戒烟的有效方法，但并没有包括电子烟这一使用形式。电子烟的吸入方式和传统尼古丁替代疗法通常使用的尼古丁贴片和尼古丁口香糖的使用形式有很大差别。世界卫生组织至今未将电子烟纳入推荐的辅助戒烟方法。更令人担心的是，电子烟制造商通过市场营销来吸引没有尼古丁成瘾的人群使用电子烟。这不仅使更多原来不吸烟的人尼古丁成瘾进而造成健康危害，且严重影响控烟工作的开展以及社会无烟氛围的形成。

烟草制品和电子尼古丁传送系统都对健康构成威胁。最安全的方法是两者都不使用。要戒烟，可以去医院的戒烟门诊咨询或者拨打戒烟热线，也可以尝试近年来使用的移动戒烟方法。如果自己戒烟非常困难，戒烟门诊会根据情况提供或者推荐合适的戒烟药物，包括尼古丁替代疗法，也可以用安非他酮、伐尼克兰等药物进行治疗。

（郑频频）

27. 为什么在**家里**不能**吸烟**

我国已经有 24 个城市建立了无烟政策。有吸烟者认为，公共场所已经禁烟了，回到家里总该放松一下，所以在家里随意吸烟。吸烟者在家里吸烟会使家人罹患各种疾病的风险大大增加。

关键词

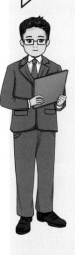

二手烟 三手烟 无烟家庭

专家说

根据世界卫生组织的最新报告，烟草每年导致800多万人死亡，其中包括近130万的非吸烟者。这130万非吸烟者的死亡原因主要就是二手烟。

二手烟是指不吸烟的人吸入所在环境中的烟草烟雾，包括吸烟者呼出的主流烟雾及卷烟燃烧产生的侧流烟雾。主流烟雾是指吸烟者吸卷烟时吸入的烟雾，最终仍有部分由吸烟者呼出。侧流烟雾是指在吸烟者两次抽吸之间烟草缓慢燃烧时产生的烟雾。这两种烟雾与周围的空气混合，共同构成了二手烟。与主动吸烟者自己吸入的主流烟草烟雾相比，部分有毒物质在二手烟中的含量甚至明显高于主流烟草烟雾，例如二手烟中苯、苯并芘的含量比主流烟草烟雾高2~30倍。二手烟暴露可以对呼吸系统、心血管系统等全身多个系统造成损伤，危害不容小觑。

有人问，今天家里没有其他人，我吸一支总可以了吧？答案依然是否定的。二手烟的暴露没有安全阈值，即便短时间暴露也会对人体健康造成危害。通风换气等方法无法将二手烟完全消散，无论是开窗、到厕所吸还是在厨房的抽油烟机下吸烟都无法彻底清除二手烟。

另一个易被忽视的就是三手烟问题。三手烟是指吸烟者吸烟后残留在衣物、墙壁、地毯、家具甚至头发和皮肤等表面的烟草有害物质，包括细颗粒物、尼古丁、重金属等。婴儿由于口手活动更加频繁，经常与室内受污染物体表面和灰尘密切接触，更加容易将这种环境中的有害物质带入口中，进而导致严重的健康损害。不仅如此，吸烟还增加了火灾风险，且可能导致未成年家庭成员的模仿行为。100% 的无烟家庭环境是有效预防家庭遭受二手烟及三手烟危害、建立健康家庭环境的有效办法。

健康云课堂

为什么不建议在家吸烟

（郑频频）

28. 为什么**戒烟很难**

　　烟草的使用是呼吸系统疾病、心脑血管疾病、肿瘤和糖尿病等多种慢性疾病的危险因素。据测算，两个长期吸烟者中会有一人最终死于吸烟相关的疾病。戒烟是避免吸烟导致疾病和死亡的唯一有效方法。然而，很多吸烟者都觉得戒烟非常困难。戒烟究竟难在哪呢？

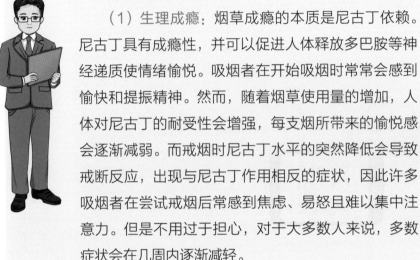

戒烟是一个艰难且复杂的过程，导致戒烟失败的原因主要包括以下方面。

（1）生理成瘾：烟草成瘾的本质是尼古丁依赖。尼古丁具有成瘾性，并可以促进人体释放多巴胺等神经递质使情绪愉悦。吸烟者在开始吸烟时常常会感到愉快和提振精神。然而，随着烟草使用量的增加，人体对尼古丁的耐受性会增强，每支烟所带来的愉悦感会逐渐减弱。而戒烟时尼古丁水平的突然降低会导致戒断反应，出现与尼古丁作用相反的症状，因此许多吸烟者在尝试戒烟后常感到焦虑、易怒且难以集中注意力。但是不用过于担心，对于大多数人来说，多数症状会在几周内逐渐减轻。

（2）心理因素：吸烟者通常将吸烟与某些情绪联系在一起，例如在感到焦虑或者抑郁时吸烟。这种心理依赖使吸烟者将烟草当作生活的必需品，试图通过烟草来"摆脱"自己的不良情绪。然而事实是，这些不良情绪的背后常常有烟草在推波助澜。长期使用烟草会导致中枢神经系统的结构和功能发生改变，继而导致吸烟者的情绪稳定性变差，激发焦虑、抑郁、睡眠不足、消极厌世等问题。在这些心理问题的压迫下，吸烟者习惯于向烟草寻求帮助，形成严重的恶性循环。

（3）行为习惯：吸烟者从烟盒里拿出一支烟，放在嘴里，点燃；如果每天吸一包烟，这样的行为就会重复20遍，吸烟时获得的愉悦感也让这样的行为被不断强化。因此，很多吸烟者在戒烟后会感到无法适应。

（4）环境因素：吸烟行为植根于工作和生活的环境中。如果戒烟后，房间里还是随处可见卷烟或者烟灰缸，这些都可能成为吸烟的诱因。支持戒烟的社交环境也很重要，如果每天忙于社交应酬，而这些应酬场所烟雾弥漫，对于戒烟者无疑是很大的挑战。

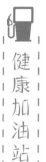

健康加油站

戒烟小贴士

（1）充分了解烟草的成瘾性与危害：戒断症状可以在几周内逐渐减轻。准备健康小零食、喜欢的小物件等物品帮助自己在出现戒断反应时转移注意力。

（2）创造无烟的物理环境：在家庭和工作场所中尽量实施无烟政策，移除周围所有的烟具以减少吸烟的诱惑，远离自己戒烟前经常去的固定吸烟地点。

（3）创造支持戒烟的社会环境：告知周围的亲戚朋友自己正在戒烟，获得周围人对戒烟的鼓励与帮助。避免出现在吸烟者聚集的地方，尽可能与不吸烟的朋友和同事共度时光，以减少接触烟草的机会。

（4）识别和管理心理依赖：意识到吸烟并非生活的必需品，在面对压力或不良情绪时，寻找其他方法来应对这些情绪，例如运动、正念或其他爱好。

（5）打破原有的行为习惯：打破原有的不健康生活习惯，如用饭后的散步行为代替饭后一支烟。

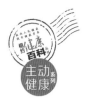

（6）设定清晰的目标和奖励机制：设定短期和长期的戒烟目标，并为达成这些目标设立奖励。

（7）利用专业资源和工具：使用戒烟门诊、戒烟热线、移动戒烟等方式，为戒烟提供专业指导和持续支持。

（郑频频）

酒精潮红反应　亚洲脸红综合征

29. 为什么有的人**喝酒**后容易"**上脸**"

日常生活中，有一些人喝酒后容易"上脸"，而另一些人却能在喝同样多酒的时候"面不改色"，究竟是什么原因造成了这种差异呢？

专家说

喝酒后脸红是由什么决定的？为了解释清楚这件事，我们首先要知道酒精被摄入人体后都经历了什么。

当人饮酒后，酒精（乙醇）主要进入肝脏中被代谢。我们可以把肝脏想象成一座工厂，酒精进入工厂的流水线后，将经历两个重要的工序才能完成代谢的

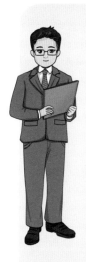

过程。第一道工序由初级工——乙醇脱氢酶（ADH）负责，它们可以将乙醇氧化为乙醛。第二道工序则由高级工——乙醛脱氢酶（ALDH）接管，它们负责把乙醛转化为乙酸。乙酸作为加工的终产物，对身体无害；但初加工产物乙醛却具有毒性，属于 1 类致癌物；乙醛还会引起毛细血管扩张，导致皮肤潮红即"上脸"的症状。此外，乙醛还具有神经毒性，会导致心跳加速、头痛等不适感。

有些人饮酒会脸红而有些人不会，实际上主要是因为"肝脏工厂"代谢酒精的两道工序的效率存在差异，或者说是由于初级工 ADH 和高级工 ALDH 的配置不同，导致酒后体内乙醇、乙醛、乙酸的含量不同。这种差异从根源上看，是由基因决定的。不同个体间调控 ADH 和 ALDH 的基因具有多态性，具有某些特定形式基因的人肝脏内初级工和高级工的配置合理，能够高效地将乙醇转化为乙酸，而没有太多的乙醛积累在体内；而具有另一些基因形式的人第二道工序效能不足，使得肝脏对乙醛的代谢能力较差，血液中的乙醛浓度升高，从而引发脸红、心跳加速等一系列不良反应，这个现象在东亚人群中更为明显，因此也被称为"亚洲脸红综合征"。

因此，有些人在劝酒时所说的"喝酒脸红就是能喝"是没有科学依据的。研究表明，饮酒后容易脸红的人长期饮酒患酒精性肝病、恶性肿瘤的风险要远高于普通人。但需要注意，ALDH 含量高并不代表可以

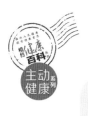

免受酒精的损害，只要饮酒，进入人体的酒精及其代谢产物就会对肝脏、大脑、心脏等器官造成负担。为了健康，请控制饮酒，让自己的身心都更加轻松。

（郑频频）

30. 为什么不能
天天小酌一杯

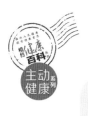
关键词

酒精 癌症

在当今社会中，许多人的家中拥有藏酒，每日吃饭时小酌一杯已经成为许多饮酒者习以为常的事情，很多人并未意识到饮酒对健康造成的不良影响。事实上，酒精是一种具有依赖性的精神活性物质，导致了很高的疾病负担，并给个人和社会带来严重的社会和经济后果。饮酒是导致酒精相关疾病及癌症的重要危险因素之一，限制饮酒非常有必要。

专家说

长期饮酒与高频率饮酒会损害人体的几乎每个器官和系统，每日小酌正属于频率极高的长期饮酒行为。与饮酒相关的健康危害包括肝脏疾病、心血管疾病和消化系统问题等。国际癌症研究机构已将酒精列为

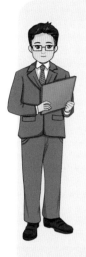

1 类致癌物，即使少量饮酒也会增加罹患某些癌症的风险（食管癌、肝细胞癌、乳腺癌等）。研究证实，适量饮酒对于预防死亡没有任何益处。此外，饮酒还与一系列心理和行为失调有因果关系，包括酒精依赖、焦虑抑郁、暴力、自我伤害以及交通事故等，对饮酒者本人及周围人造成严重的负面影响。在中国男性中，饮酒会增加全因死亡风险，以及心血管疾病、某些癌症和肝病的死亡风险。总之，即便适量饮酒风险较低，但随着饮酒量的增加，风险也会上升。

《中国居民膳食指南（2022）》建议特殊人群（如儿童青少年、孕妇、乳母以及慢性病患者）不应该饮酒，而对于健康的成年人来说，每日饮用酒精量应控制在 15g 以内，这相当于大约 450mL 啤酒（4% 酒精浓度）、150mL 红酒（12% 酒精浓度）或 50mL 白酒（38% 酒精浓度）。然而，需要强调的是，无论何种形式的饮酒，对健康的风险都大于获益。因此，每日在家中小酌的饮酒方式不可取，健康的生活方式提倡能不饮酒就尽量不饮酒，包括米酒、果酒在内的低度酒也应减少摄入，因为它们本质上同样含有酒精。

（郑频频）

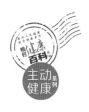

31. 为什么不能通过

饮酒缓解压力

酒精依赖　家庭暴力

在网络媒体上可以看到一些报道，有人因生活压力过大而每日饮酒，导致出现严重的生理疾病甚至危及生命。此外，饮酒导致的家庭暴力事件层出不穷。饮酒带来的究竟是压力的减轻，还是更严重的健康问题与暴力危害？

专家说

尽管许多人赞同"一醉解千愁"的说法，但饮酒真的能解忧吗？事实并非如此。饮酒只能带来短暂的解脱感，背后却隐藏着无穷的健康问题。酒精是一种中枢神经系统抑制剂，大量摄入后会抑制大脑的高级功能，导致饮酒者的判断力和自我控制能力明显下降。此外，酒精会促使大脑释放更多的多巴胺，当体内的多巴胺增多时，人们会感到短暂的满足和欢愉，这是人们误以为"喝酒可以解忧"的原因。

然而，饮酒初期的愉悦感却伴随着长期的副作用。随着酒精的持续作用，对大脑高级功能的抑制会扩展到更基本的生理功能，引起神经系统的不可逆损伤，最终导致记忆力和注意力下降、永久性的运动协调障碍、视力模糊和感觉迟钝以及情绪不稳定。随着时间推移，长期饮酒的个体需要更多酒精以获得同样的"愉悦"效果，这进一步导致了更频繁的饮酒行为，使身体陷入恶性循环，并最终可能发展为酒精依赖综合征。

饮酒对家庭和社会造成的负面影响同样不容忽视。饮酒常导致家庭冲突增多，研究显示，酒精依赖综合征患者的暴力行为发生率高达 78.3%，家庭往往成为饮酒者暴力的温床，家庭暴力会对伴侣和儿童造成严重的心理和生理伤害。此外，饮酒引起的经济困难也是家庭矛盾的一个重要诱因。醉酒驾驶和酒后犯罪更是威胁社会治安的重要因素。看到这里，您还认同所谓的"一醉解千愁"吗？

（郑频频）

五

社交娱乐
享生活

32. 为什么需要**定期**参与**社交活动**

关键词

社交活动 社会孤立 身心健康

人们通常会有如下体会：和朋友、家人一起分享经历会感到轻松，每隔一段时间和朋友聚会可以让人心情愉悦；反之，缺乏社交会感到社会孤立和孤独。当前，全球约有四分之一的老年人经历社会孤立，5%~15% 的青少年经历孤独。国内外大量研究表明，缺乏足够的社交活动对死亡率的影响与吸烟、过度饮酒、缺乏体育活动、肥胖和空气污染等风险因素相当，同时与慢性疾病和精神疾病的高发病率有关，甚至可能促进慢性炎症和抑制免疫。

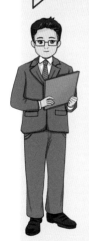

社交活动对我们的身心健康至关重要，积极参与社交活动有助于延长寿命。包含 28 万名中国老年人的研究提示，社交活动越频繁的老年人，其寿命越长；国外涉及 22 个城市共 50 万人的队列研究也发现，即使每月一次的亲朋好友相聚也能降低死亡风险。参与社交活动还有助于激发大脑的活力，增强认知功能，降低老年失智症发病风险。英国老龄化纵向研究发现，在中年进行更多悠闲认知活动（包括社交活动）的参与者，失智症的发病时间显著延迟。其中，探亲访友、参加俱乐部和参加聚会等社交活动与失智症患病风险降低最相关。同时，社交活动与心理健康密切相关，国内外研究均表明，参与社交活动可以给人们带来快

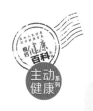

乐的心情和满足感，能够降低抑郁等心理问题的发生率。

　　然而，参与社交活动的频率也应当张弛有度，并不是频率越高越好。南丹麦大学对来自 13 个欧洲国家的受试者进行追踪调查发现，人们的生活质量、抑郁状况和社会活动数量、亲密关系数量之间呈现 U 型曲线关系——处于中等社交活动水平的个体心理健康状况较好。因此，在日常生活中不要过于封闭自我，定期适度地参与聚会活动是非常有必要的。

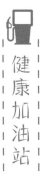

健康加油站

最佳社交频率

　　心理学专家对来自 37 个国家的 30 多万人开展的大型队列研究指出，每月一次的社交频率足以产生有益的健康影响。超过这个频率以后，人们并不会更健康、更长寿，过高的社交频率甚至还会让我们面临身体健康状况恶化、死亡风险增加以及生存时间缩短的情况。

为什么要定期参与社交活动

（肖千一）

33. 为什么要**健康打麻将**

您是否知道，打麻将这项娱乐休闲活动对健康有一定的益处。许多研究表明，打麻将有助于提高个体眼睛和手的协调性，降低抑郁风险，促进脑部血液循环，预防老年失智症以及延长寿命。然而，过度打麻将也会带来腰颈不适、消化不良等危害，通常称为"麻将综合征"。所以，我们提倡健康地打麻将。

关键词

麻将综合征　健康

专家说

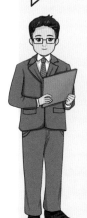

适度打麻将有益于降低躯体和认知功能减退的风险和死亡率，过度打麻将则会引发"麻将综合征"。那么，如何更健康地打麻将呢？

（1）劳逸结合，保证睡眠：如果通宵打麻将，会让大脑皮质长时间兴奋，进而导致头晕目眩、精神疲乏、视物不清、记忆力下降、判断力减弱等一系列神经衰弱症状，影响正常的工作和学习。因此，在打麻将之余也要注意劳逸结合，保证每天 7~8 小时的睡眠。

（2）避免久坐，控制时间：长时间打麻将不仅会导致腰背疼痛僵硬，还会影响下肢血液循环，导致双腿麻木和肌肉萎缩等症状，增加下肢静脉血栓、痔疮等疾病的发生风险。此外，久坐也会影响认知功能。所以，大家在打麻将的时候要避免久坐，尽量每隔半小时站起来拉伸、活动四肢。

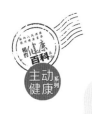

（3）补充水分，规律饮食生活：有些人因为打麻将而扰乱饮食规律，长时间不饮水，进食时间不规律，吸烟、饮酒频率增加，导致肠胃蠕动减弱，消化液分泌减少，引起恶心呕吐、胸闷腹胀、大便秘结等症状，同时，还会诱发尿路感染等泌尿系统疾病。因此，建议大家在打麻将时不要忘了一日三餐按时进食，保证每天 1 500~2 000mL 的饮水量。

（4）放平心态，正视输赢：虽然打麻将有益于降低抑郁的患病率，但是过于在乎输赢、心理反差太大也会影响身心健康。如果输牌后长时间情绪沉闷低落，反而会增加抑郁的风险；异常兴奋则容易导致血压升高，引起心肌梗死、脑卒中等心脑血管疾病。我们平时要以娱乐的心态打麻将，正确对待麻将中的输和赢。

（肖千一）

34. 为什么要选择**高质量**的 **屏幕内容**

随着科学技术的快速发展，移动互联网时代的儿童从出生开始就被各种数字媒体和屏幕环境所包围，不仅包括传统的固定屏幕（比如电视和台式电脑），还包括新的移动互联设备（比如智能手机和平板电脑）。因此，现今的儿童可以称得上是数字时代的"原住民"。屏幕暴露是指一系列基于屏幕的行为活动，比如看电视、玩电子游戏、使用智能手机和平板电脑等。全球六大洲 38 个国家的调查数据显示，60%~93% 的儿童青少年每天屏幕暴露时间超过 2 小时；而中国学龄前儿童工作日和周末的屏幕暴露时间分别为 1.3 小时和 2.6 小时，均已超过世界卫生组织以及美国和加拿大等国家制定的儿童屏幕暴露指南的推荐时长（不超过 1 小时）。

关键词

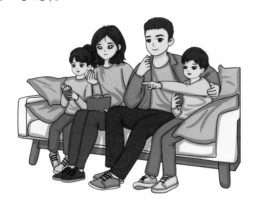

儿童 屏幕暴露

专家说

近三十年来，儿童屏幕暴露低龄化的趋势愈发明显。从首次屏幕暴露的年龄看，1970 年儿童首次接触电视的年龄大约是 4 岁，而现在儿童在 4 月龄时就开始接触电视、平板电脑和手机等多种媒介的屏幕暴露。

过度的屏幕暴露对儿童早期发展有明显的负面影响，不仅会影响儿童的认知和语言发育，还与儿童的行为能力（冲动控制、自我调节、心理应激能力）弱化和理解能力不足有关。

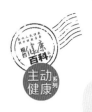

在控制儿童每天屏幕暴露时间的基础上，选择高质量的屏幕内容也是非常重要的。一是避免儿童暴露于成人、暴力的屏幕内容；二是尽可能避免儿童观看快节奏的节目内容，例如短视频；三是父母陪同儿童观看屏幕可以获得更多的教育收益。

健康加油站

儿童观看电子屏幕指南

根据世界卫生组织发布的健康指南，2岁以下的婴幼儿应避免久坐不动的屏幕时间（如看电视或视频，玩电脑游戏）。建议2~5岁儿童每天久坐不动的屏幕时间不超过1小时，少则更好。

（贾英男）

35. 为什么要学习一门艺术技能

长期以来，艺术在我们的日常生活、学习、工作、交流和疾病治疗中发挥着不可或缺的作用。艺术不仅可以陶冶情操，还能帮助我们在疾病、受伤的过程中，以及在紧急情况下和具有挑战性的事件中舒缓情绪。研究表明，培养艺术兴趣或学习艺术技能可以促进身心健康，提高主观幸福感、预防精神疾病、延缓认知功能下降和衰弱。

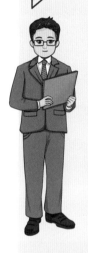

英国伦敦大学一项研究发现，经常参与艺术活动者其死亡风险降低31%，即使每年参加一次艺术活动，死亡风险也可降低14%。对31项研究的回顾表明，绝大多数积极的认知、情感、生活质量受益于各种表达性艺术活动，包括舞蹈、表达性写作、音乐、戏剧艺术和视觉艺术等。

唱歌有助于促进儿童听觉技能的发展（包括听觉辨别和注意力）以及阅读能力和语言技能（如听力、口齿等）的提升。对于成人和老年人来说，唱歌不仅有助于改善认知功能，还有助于调节情绪、缓解压力和镇痛。

舞蹈能够让青春期、绝经后和患骨质疏松的女性具有更好的平衡性和更高的腰椎骨密度，还可降低40岁以上成人心血管疾病的死亡率。舞蹈中有节奏的音律可以改善个体的步态、步长、节奏和姿势协调性。此外，舞蹈还可以提高老年人的力量、柔韧性、运动能力、有氧耐力、肌肉质量，从而有助于预防跌倒、衰弱以及缓解与年龄相关的功能减退。

绘画、沙盘、写作等创造性艺术技能有助于排解负面情绪。书法通过调动大脑多区域的功能，让人们产生愉悦的心理体验，有助于消除日常生活中的忧虑。

关键词

艺术活动 认知情绪

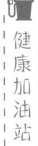

健康加油站

与健康相关的艺术领域

（1）表演艺术：如音乐、舞蹈、戏剧、歌唱和电影等。

（2）视觉艺术、设计和工艺：如绘画、摄影、雕塑和纺织品等。

（3）文学：如写作、阅读和参加文学相关活动等。

（4）文化：如参观博物馆、画廊、艺术展览、音乐会、剧院、社区活动、文化节等。

（5）互联网、数字和电子艺术：如动画、电影制作和计算机图形等。

（肖千一）

六

好睡眠
开心益智

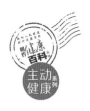

36. 为什么不一定
睡得越多越好

  2022 年，我国居民平均睡眠时长为 7.37 小时，符合健康中国行动健康睡眠倡议推荐的 7~8 小时睡眠，但仍有 16.7% 的成年人睡眠时长在 7 小时以下，而每晚平均睡眠时长在 8 小时及以上的比例为 47.5%。

专家说

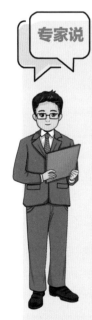

  保证充足的睡眠非常重要。睡眠时由于体温、心率、血压下降，呼吸频率降低，部分激素分泌减少，机体的基础代谢率降低，从而使体力得以恢复。有研究表明，充足的睡眠可以保护正常的生理功能，尤其是重要脏器的功能，对于儿童的生长发育尤其重要。足够时长而高质量的睡眠有助于保持头脑清醒、精力充沛、思维敏捷、工作效率高，以及儿童的健康成长。睡眠对心理健康的影响也至关重要。睡眠不佳的人容易精神萎靡、昏昏沉沉、判断力和记忆力下降，甚至可出现幻觉、情绪不稳定、焦虑、抑郁、烦躁、恐惧等心理障碍。此外，充足的睡眠能增强机体产生抗体的能力，从而增强人体的抵抗力，还能使各组织和器官的功能加强，有利于疾病的康复。

但是睡得越多就越好吗？越来越多的研究显示，睡眠过多会影响人体健康。美国心脏协会（AHA）的科学研究表明，睡眠时间过长与肥胖、2型糖尿病、心血管疾病、代谢综合征有关。既然睡得多和熬夜都会危害健康，那么，睡多久才合适呢？神奇的黄金睡眠U型曲线表明，7~8小时睡眠时长牢牢地兜住了各种健康风险。一项涵盖超过32万名成年人的大型队列研究揭示了东亚人群睡眠时间与死亡率之间的关系：每天睡眠时间达到7小时，全因死亡率和心血管疾病死亡率均降至最低点。对中国和英国老龄化队列的分析也发现，睡眠时长与老年人认知能力下降之间存在倒U型关联：与睡眠时长为7小时的参与者相比，每晚睡眠时长≤4小时者或≥10小时者不但基线认知功能评分显著降低，而且在后续随访期间的认知功能评分下降速度也更快。这些结果均表明，每天睡眠7~8小时或许是最佳的睡眠时长。

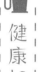
健康加油站

国内外推荐的健康睡眠时间

《健康中国行动（2019—2030年）》提出，成年人每天应保持7~8小时睡眠。美国国家睡眠基金会对各年龄段人群提出了新的睡眠时间建议，新生儿每天应睡14~17小时，成年人为7~9小时，而65岁以上老年人为7~8小时。美国心脏协会基于睡眠持续时间对心脏代谢健康的影响，也推荐7~8小时的睡眠时间。

（肖千一　汤立晨）

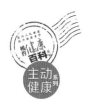

37. 为什么要选择
合适的枕头

关键词

枕头 睡眠质量 头颈压力

近四分之一的人发生过颈部疼痛，而枕头不合适是导致这一极高发病率的重要原因。枕头是睡眠系统的重要组成部分，其功能是支撑头部和颈部，进一步维持颈椎的生理弯曲度，放松颈部肌肉，减轻颈椎间盘的压力，优化椎间盘之间的负荷分布。枕头的不适当支撑会对颈椎产生不良影响，导致颈部疼痛和颈源性头痛，最终影响睡眠质量。

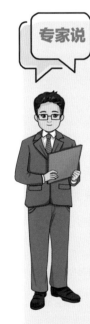

专家说

需要结合颈椎支撑性和舒适性选择枕头，通过调整颈椎的位置使其更接近颈椎的正常排列来诱导高质量的睡眠。

枕头高度是枕头的一个重要特性。合适的枕头高度可以为头部和颈部提供足够的支撑，减轻颈椎的压力。随着枕头高度的增加，头部和颈椎的平均和最高压力也随之增加。枕头的高度应使颈部与脊椎保持一条直线，太高或太低的枕头都会导致颈部疼痛。研究发现，35.9mm 的整体抬高可能是最佳枕头高度，因为这非常接近压缩后的头颈曲率。

枕头的支撑性也影响睡眠质量。枕头应选择适中的坚固度，既能提供足够的支撑，又能提供舒适感。

太软的枕头对头皮的压迫面积大，不利于血液循环，对人的头颅和颈椎也没有很好的支撑力。市场上有多种类型的枕头填充物，包括记忆棉、羽绒、乳胶、荞麦皮等。乳胶枕头和记忆棉枕头都可以给颈部和头部提供很好的支撑，二者的柔软度可以增加与头部表面的接触面积，降低平均峰值压力，减少颈部疲劳。如果您有过敏症，应选择抗过敏材料制成的枕头，比如乳胶枕头，因为乳胶具有防螨、抗菌的特性。此外，我国传统枕头也使用荞麦壳作为填充物填充在枕芯里。荞麦枕头在肩、颈、头的中间起到了支撑的作用。此外，荞麦壳不规则，中间会有很多的空隙，具有透气性、吸湿性，翻身时躺过部位的热量能够很快散失。荞麦枕头的缺点是需要定期晾晒，以去除灰尘和螨虫。

（肖千一）

38. 为什么要营造
健康的睡眠环境

安宁、舒适、放松的环境有助于良好的睡眠。16~20℃之间的室温、安静的环境、保持黑暗、舒适的床铺有利于放松休息。睡前应做一些放松的活动，减少使用电子产品。

专家说

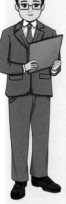

关键词

舒适 安宁 放松 睡眠环境

　　良好的睡眠环境能够提供舒适和安宁，有助于让身体和大脑放松，从而更容易入睡并获得更好的睡眠质量，对于保持身心健康非常重要。那么该如何营造健康的睡眠环境呢？

　　（1）控制室温：舒适的室温是良好睡眠环境的基础。通常来说，室温应该在 16~20℃ 之间，太冷或太热都会使人难以入睡。确保房间有足够的空气流通，这有助于保持房间内空气的新鲜，并有助于维持室温。可以使用空调或加湿器来调节室内温度和湿度。

　　（2）保持安静：一个安静的环境有助于身体和大脑放松。如果您的卧室不可抗地会有环境噪声影响，可以使用耳塞来阻隔噪声。此外，可以使用白噪声机或其他噪声产生器来掩盖环境噪声。

　　（3）保持黑暗：在睡觉时，黑暗环境是非常重要的。黑暗有助于促进褪黑素的分泌，提高睡眠质量。卧室需要有遮光的窗帘或百叶窗，以遮挡光线，必要时可以考虑使用眼罩。

　　（4）舒适的床铺：一个舒适的床铺是得到良好睡眠的关键。选择一个合适的床垫和枕头，这有助于缓解身体的压力点并支撑脊柱。确保床单和被子是舒适的，有助于提高睡眠质量。此外，可以使用香薰、安神药物或舒缓音乐来帮助入睡。

（5）控制电子设备的使用：电子设备（如电视、智能手机和电脑）会发出蓝光，干扰生物钟。因此，应该尽量避免在睡觉前使用这些设备，特别是在床上使用。此外，可以在睡觉前做一些放松的活动，如冥想或读书，以尽快放松并入睡。

（汤立晨）

第三章

健康身体 共同呵护

一

健康体检
或自检

1. 为什么要**建立**和**维护**家庭健康档案

您是否有过这样的经历：当您或家人生病时，医生询问有没有家族史，您却不太清楚；当您想要了解自己或家人的健康状况时，却找不到相关的资料；当您想要改善自己或家人的生活习惯时，却不知道从何入手。如果您有这样的困扰，那么可能需要建立一个家庭健康档案。

家庭健康档案是指以家庭为单位，收集、记录和管理家庭成员在医疗保健活动中产生的有关健康状况、健康管理情况、预防保健服务利用情况等内容的文件。它可以帮助了解自己和家人的健康状况、疾病风险因素和既往史，及时发现病因和预防疾病发生发展；方便家庭医生或社区医生根据长期、连续的档案内容，提供个性、合理、全面的健康管理和医疗服务，提高家庭成员的生活质量和健康水平。

建立和维护家庭健康档案并不难。

第一步，确定建档对象。建档对象以直系亲属为主，包括本人、父母、子女和配偶。如果有长期生活在一起的其他人员，也可以视情况包含在内。目的是收集和确定家族史，以帮助了解家庭成员间存在的遗传性或环境性健康问题，早预防、早发现。

家庭健康档案　家族史

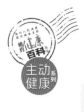

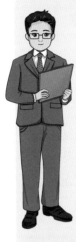

第二步，选择合适的建档方式。目前有两种主要的建档方式，即纸质和电子健康档案。建议由签约的家庭医生或社区全科医生建立档案，将健康信息输入电子设备，上传到电子健康档案数据中心，方便实时存储和精准管理。

第三步，收集和记录信息。无论选择哪种建档方式，都需要收集和记录以下四方面内容。

（1）基本信息：包括姓名、性别、出生日期、身份证号、联系电话、现住址、户籍地址等基础信息，以及既往史、家族史、过敏史等基本健康信息，这些信息是建档的基础。

（2）健康信息：包括身高、体重、血压、健康状况及疾病用药情况、健康评价等。

（3）就医信息：包括住院记录、手术记录、转诊记录、中医药服务记录等。

（4）其他信息：包括生活环境、生活方式、兴趣爱好、睡眠习惯、社会关系、心理状况等。

第四步，定期维护档案内容。进行医疗卫生服务时，应由全科医生查阅服务对象的电子健康档案或由服务对象自行携带纸质健康档案，在服务过程中记录、更新相应内容。

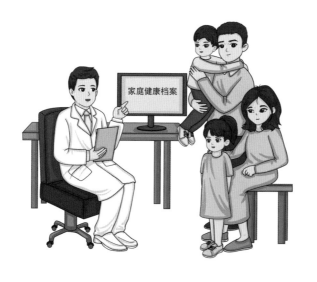

（张天天）

2. 为什么要**定期**进行 家庭健康检查

　　有些疾病在早期阶段是没有明显症状的，等到出现症状时，可能就已经错过了最佳的治疗时机，而通过简单的家庭健康评估可能发现疾病的早期迹象，这就是要定期进行家庭健康检查的原因。家庭健康检查是一种对自己和家人的关爱，也是一种预防胜于治疗的智慧。它可以让我们及时发现和处理一些隐匿的健康风险，也可以更清楚地掌握和优化自己的健康状况。

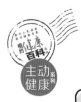

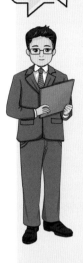

什么是家庭健康检查

　　家庭健康检查是指在家里进行的一些简单的健康评估和监测，以了解自己和家人的健康状况，预防一些常见疾病，比如营养不足、肥胖、心血管疾病等。家庭健康检查可以使用一些家庭保健自检产品，比如体脂仪、血压计、血糖仪、血氧仪等，也可以通过手机 App 查询已完成的检测结果。家庭健康检查不需要去医院或者诊所，但也不能替代医疗机构的定期体检，而是作为一种补充和便利的方式，让我们更方便地经常性地关注和管理自身健康。

为什么要定期进行家庭健康检查

　　（1）及时发现一些无症状或隐匿性疾病，比如高血压、糖尿病等，从而及早干预和治疗，避免病情恶化或并发症的发生。

　　（2）监测自己及家人的健康指标，比如体重、血压、血糖等，从而及时调整生活方式，如改善饮食和运动、戒烟限酒、保持心情舒畅等，以维持身体的平衡和健康。

　　（3）增强自己和家人的健康意识和责任感，培养良好的健康习惯，形成一种积极的健康文化，从而提高生活质量和幸福感。

如何进行家庭健康检查

　　（1）选择合适的时间和地点：一般建议在早晨空腹或者饭后两小时左右，选择安静、舒适、光线充足的地方进行检查。这样可以避免一些因素（如饮食、运动、情绪等）对检查结果的影响。

（2）选择合适的检查项目和仪器：根据自己和家人的年龄、性别、健康状况、家族史等，选择最合适的检查项目，比如血压、血糖，同时选择质量可靠、操作简便、准确度高的仪器，避免使用过期或者损坏的仪器，并定期对仪器进行校准。

（3）正确操作和记录检查结果：按照仪器的使用说明或者专业人士的指导正确操作仪器，避免误差或者伤害，同时将检查结果记录在日记本或者手机上，便于分析和比较。一般来说，每个检查项目都有一个正常的参考范围，如果检查结果超出或低于正常范围，就需要引起注意，这可能意味着存在一些健康问题，需要及时咨询医生或者专业人士。

（张天天）

3. 为什么需要**在家**准确**测血糖**

血糖监测对于糖尿病的治疗至关重要。通过监测血糖，医生和患者可以判断血糖的控制效果，并据此调整治疗计划。

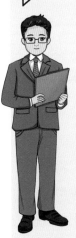

在家测血糖要注意三个"对"：对的仪器、对的时间、对的方法。

对的仪器

血糖仪是测血糖的主要工具。在选择和使用血糖仪时，应记住以下三点。

（1）选择符合国家标准的正规品牌血糖仪，可咨询医生或专业人士。

（2）选用适合自己的血糖仪，考虑显示屏大小、清晰度及语音提示功能。

（3）使用与血糖仪匹配的试纸，避免混用带来误差。关注试纸的有效期和存储条件（干燥、密封、阴凉、避光）。建议一次购买 10~20 张，随用随买，避免失效。

应注意，在家测血糖仅用于血糖跟踪，不能诊断疾病。确诊糖尿病须在专业医疗机构进行。

对的时间

测血糖的时间点应根据糖尿病类型、治疗方案和控制目标而定，一般遵循医生建议。

（1）空腹血糖：早晨起床后、至少 8 小时未进食的血糖水平，一般在 6~7 点测量。空腹血糖反映胰岛素的基础分泌情况，是诊断的重要依据，适合空腹血糖高或有低血糖风险者。

（2）餐后血糖：主餐后 2 小时的血糖水平，反映餐时的胰岛素分泌情况，是评估治疗效果的关键指标。适合空腹血糖控制良好但糖化血红蛋白未达标者及需要了解饮食和运动对血糖的影响者。

（3）随机血糖：在任意时间，如出现低血糖症状时或在特殊情况下测量，有助于及时发现血糖异常。

对的方法

在家测血糖一般采用指尖血糖法，步骤如下。

（1）准备：准备血糖仪、试纸、针头、酒精棉球等，检查仪器电量和试纸有效期，调整仪器设置，插入试纸，等待准备就绪的信号。注意拿放试纸的手应干燥清洁。

（2）洗手：用温水和肥皂洗净双手，擦干或晾干。

（3）消毒：用 75% 酒精消毒采血部位，待酒精完全挥发后再穿刺，切忌使用碘伏。

（4）穿刺：选择指尖两侧采血，注意采血深度，避免用力挤压。血流不畅者可用温水洗手或按摩以促进血液循环，也可将手臂自然下垂以充盈血管。

（5）取血：对准试纸吸血区，让试纸自动吸血，避免挤压。然后将手指远离试纸，等待仪器显示血糖数值。

（6）读数：记录血糖值，清理穿刺部位及工具。

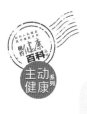
如何利用血糖数据

测血糖不仅是为了获取数据，更是为了指导治疗和生活。

（1）记录血糖数据：将测得的血糖值及相关时间、饮食、运动和药物信息记录在日记本或手机应用中，以分析变化规律和影响因素。

（2）分析血糖数据：将数据制成图表，观察波动情况和趋势，找出异常时间点及原因，评估血糖控制目标的达成情况。

（3）调整血糖控制方案：根据监测结果调整饮食、运动和用药，保持血糖处于理想范围。若血糖持续异常或有低血糖症状，应及时咨询医生。

（张天天）

4. 为什么要**定期**带**父母** 进行**健康体检**

我们都希望父母健康长寿，但随着年龄的增长，他们的身体也会面临各种挑战，定期体检是必不可少的。但是，不同的年龄段、健康状况、生活习惯，体检频率和项目存在差异。那么，我们应该如何选择？

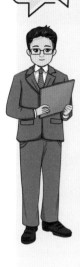

专家说 **每年至少 1 次全面体检**

　　一般来说，成年人应保持每年至少 1 次全面体检。但随着年龄增长，身体各项功能下降，疾病发生率也逐渐升高，可酌情增加体检项目。体检项目分为基本体检项目和专项体检项目。根据世界卫生组织的建议，可以参考以下体检频率。

　　（1）18~40 岁：每年体检 1 次，以基本体检项目为主，如体格检查，包括身高、体重、血压、脉搏等；全身检查，包括内科、外科、口腔科、眼科等；实验室检查，包括血常规、尿常规、肝肾功能等；辅助检查，包括心电图、超声、胸部 CT 等。

　　（2）40~60 岁：在基本体检项目的基础上，叠加一些针对性的专项检查，如甲状腺功能、骨密度、冠状动脉 CT、颈动脉彩超等，重点关注中老年常见疾病，如心脑血管疾病、肿瘤、骨质疏松等。

　　（3）60 岁以上：根据具体情况，在基本体检项目的基础上，增加专项检查频次，如有动脉硬化病史或家族史，每三个月随访 1 次颈动脉彩超；如有心脏病既往史，每半年随访 1 次心电图和超声心动图等，以及时观察疾病的发生发展进程。

　　此外，还可以根据个人需求开展心理、营养、睡眠等针对性的健康评估。

　　当然，具体的体检频率还要根据父母的实际情况进行调整。

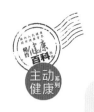

若父母有任何不适症状，或者有任何疾病的高危因素，应该及时去医院就诊。

根据健康状况选择体检项目

除了根据年龄选择体检频率，还应根据父母的健康状况选择体检项目。可以从以下方面判断父母需要的体检项目。

（1）个人既往病史：如果父母曾患某些疾病，则应定期复查相关指标，以监测病情变化和治疗效果。比如，父母有高血压病史，应定期检查血压、心电图、超声心动图等。

（2）家族遗传病史：如果在父母的直系亲属中某些疾病高发，说明父母也有一定的遗传风险，需要进行相应筛查。比如，父母的直系亲属中，如果有人患消化道恶性肿瘤，应增加肝功能、甲胎蛋白、胃镜、结肠镜等检查。

（3）生活习惯和环境因素：如果父母有一些不良生活习惯，或长期暴露于有害环境，应注意相关疾病的检查。比如，父母有吸烟的习惯，或长期在有烟尘、粉尘等污染环境中工作，应增加低剂量螺旋 CT、痰液细胞学等肺癌相关筛查。

带父母多久体检一次较好

（张天天）

5. 为什么要克服
孤独疲劳感

您是否有过这样的经历：独自一人远走他乡，与亲友相隔甚远，只能通过网络保持联系；在工作或学习中，感到"压力山大"，无暇顾及亲朋好友；在吵闹的街头或繁华的巷口，仍觉得自己形单影只。如果您的答案是肯定的，那么您可能正面临一种越来越普遍的心理问题——孤独疲劳感。

孤独疲劳感是指由于长期缺乏或不满足社交需求，而产生的一种心理和生理上的疲惫状态。它不仅会影响情绪和认知，还会对身体健康造成危害。那么，我们该如何缓解孤独疲劳感呢？

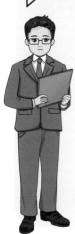

孤独疲劳感是一种可以被缓解和改善的心理状态，您可以尝试以下方法。

（1）改变不合理的信念：不要让自己陷入消极的思维模式，如"别人都是靠不住的""我必须一个人承担一切"等。这些信念会让您对自己和他人失去信心，从而加深孤独感。相反，您可以用更积极和合理的信念来替代它们，如"别人也有值得信赖和尊重的地方""我可以寻求他人的帮助和支持"等。

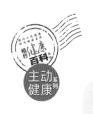

（2）放下自责和内疚：一些孤独者可能会对自己的孤独感到自责和内疚，这些负面的情绪会加重孤独疲劳感。为了摆脱这种困境，孤独者需要给予自己更多的同情和宽容，认识到孤独不是一种耻辱，更不是一种罪过，而是一种可以被克服和改变的状态。

（3）增加社交活动和联系：一些孤独者可能会因为害怕被拒绝而回避社交活动和联系。为了打破这种孤立的状态，孤独者应尽可能主动参与一些社交活动和联系，如加入一些兴趣小组、志愿者组织等，结交一些新朋友或保持与老朋友、家人的联系，增加自己的社会支持和归属感。

（4）提高独处的质量和能力：一些孤独者可能会对独处感到恐惧或厌恶，但独处并不一定是一种消极的状态，相反，孤独者可以试着享受独处的时光，找到一些适合自己的独处活动，如绘画、音乐、运动、冥想等。这些活动可以让人全神贯注，增加自我认同感，缓解孤独疲劳感。

（5）寻求专业的帮助和治疗：一些孤独者可能会因为孤独疲劳感而出现一些躯体化症状甚至疾病，如抑郁症、焦虑症、自杀倾向、免疫力下降、心血管疾病等，这些问题需要及时寻求专业的帮助和治疗，以避免更大的危害。

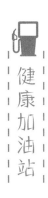

从医学角度看，孤独可能会导致一种慢性、亚临床应激状态，其特点是免疫失调以及病理性下丘脑 - 垂体 - 肾上腺轴反应。这种应激反应长期过度激活，会导致或加剧疲劳的感受。从心理学角度看，孤独感会诱导自我批评等不良认知，长期处于压力状态和产生的不良认知可能会导致疲劳和抑郁的长期发展。

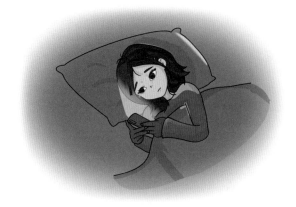

（张天天）

6. 为什么需要关注
听力、味觉损失

听力损失是一种增龄相关的疾病。听力损失一旦发生，如果得不到识别和治疗，会在生命的各个阶段对个体的语言发展、社会心理健

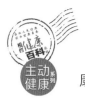

康、生活质量、教育程度和经济独立等方面产生不利影响。

意大利研究显示，每 1 000 名成年人中有 9.3 人有味觉问题（患病率为 0.93%），并且患病率随着年龄的增长而增加，60~69 岁的老年人每 100 人中就有 5 人有味觉障碍（患病率为 5.1%）。味觉损失或紊乱会带来多方面的风险，并有可能显著降低生活质量。

因此，充分关注听力和味觉的损失，尽早治疗和控制十分重要。

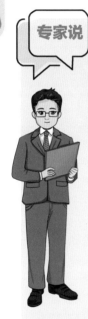

专家说

听力损失或衰退会对个人的生活产生危害，除了影响人与人的沟通，还会导致记忆力下降、注意力不集中，以及增加失智症发生的风险。对于儿童，听力损失可能会影响他们的学习和教育机会；对于成年人，听力损失可能会导致失业率的上升和就业等级的下降。此外，听力损失还会给个人带来社交孤立和孤独感，同时，还可能受到污名和歧视，使得听力损失者在社会中面临更多的困难和不公平待遇。因此，应该提高对听力健康的重视。

味觉是我们感知食物味道的重要方式，疾病或治疗会对味觉产生副作用。例如，大量吸烟、头颈部的放射治疗可能导致味觉损失；过敏、抑郁症、癫痫等一些疾病治疗中部分药物的使用，以及某些治疗口腔疾病的药物也可能导致味觉的改变甚至味觉失真或减退。味觉损失会影响日常生活。例如，味觉损失会使人们难以欣赏和享受饮食，增加营养不良的发生风险；味觉扭曲可能会导致糖尿病患者等需要维持特定

听力损失　味觉损失　生活质量

饮食的个体饮食改变，从而增加代谢和心血管疾病的风险；对咸味的敏感度降低可能会导致食盐的摄入增加，从而增加患心血管疾病的风险；味觉损失还会加剧抑郁症等心理疾病，以及增加认知功能下降的风险。因此，关注味觉损失非常重要，它可能是一些疾病或治疗的早期指示，也可能对我们的生活质量产生影响。

如果发现自身听力和味觉的损失或变化，应当及时前往医院就诊，进行专业评估和治疗。

（肖千一）

营养均衡
管理

7. 为什么要关注**营养不良**

说到营养不良，人们容易联想到"瘦骨嶙峋"，但实际上营养不良包括了营养不足和营养过剩两方面。据世界卫生组织统计，目前全球大约有 19 亿成年人超重或肥胖，4.62 亿人体重不足。如今，世界各国都受到营养不良的影响，与多种形式的营养不良作斗争是全球较大的健康挑战之一。

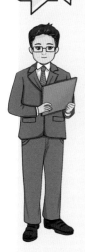

专家说

营养不足

处于生长发育阶段的婴幼儿及儿童若摄取的营养物质不够充足，会导致身材矮小、智力低下等问题。由于营养不足，身体的能量供应不足，患者容易感到疲乏无力，无法集中精力，免疫力也会降低，使人体容易受到各种细菌、病毒等病原体的侵袭。除感染性疾病以外，营养不足还容易造成贫血、慢性腹泻、骨质疏松及营养不良性水肿等疾病。此外，营养不足还会使人产生情绪低落及抑郁等心理问题。营养不足可有以下临床表现。

（1）消瘦：体重会根据病情的严重程度发生不同水平的减轻，多数会有消瘦的表现。

（2）贫血：缺乏铁、叶酸及维生素 B_{12} 等营养素会导致贫血，表现为面色苍白、乏力、头晕等症状。

营养不足　营养过剩

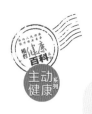

（3）皮肤问题：部分患者会出现皮肤脱屑、粗糙及皲裂等表现。

（4）精神状态异常：严重营养不足的患者可能出现萎靡不振、记忆力减退、反应减慢及情绪容易波动等症状。

（5）胃肠道不适：长期营养不足会使食欲下降，可能导致恶心、呕吐及腹胀等不适症状。

营养过剩

营养过剩的典型表现是肥胖症，而肥胖常常会引起糖尿病、高血压、痛风、冠心病等疾病，严重危害健康。

营养过剩早期最常见的症状是超重，当男性和女性的体脂率分别超过 25% 和 30% 就称为肥胖。

儿童营养过剩可能导致性早熟。性早熟会对儿童的身高造成影响。性早熟的儿童还会因为自己和其他同龄人在外形上存在的差异而产生自卑、恐惧等负面情绪，影响心理健康。

营养过剩的儿童可能提前出现第二性征。即女孩 7.5 岁前出现乳房发育或 10 岁前出现月经初潮，过早长阴毛等；男孩 9 岁前出现睾丸增大，过早出现遗精等。

（李　颖）

8. 为什么现在生活条件很好，还有人**营养不良**

关键词

隐性饥饿　饮食习惯

随着经济的不断发展，可供人们选择的食物种类越来越多样化。然而，目前全球约有 20 亿人正处于维生素及矿物质等缺乏的"隐性饥饿"状态。那么，现在生活条件很好，为什么还会出现营养不良呢？

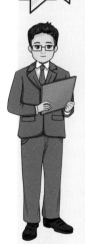

专家说

营养不良的原因主要有以下几方面。

（1）经济条件的限制：虽然生活条件有所改善，但在一些贫困地区，仍有一些人无法获得营养充足且均衡的食物，导致营养摄入不足。

（2）疾病的影响：频繁呕吐、慢性腹泻、消化功能障碍、功能性消化不良和过敏性结肠炎等疾病会影响食物的消化、吸收及利用；食物过敏、乳糖不耐受等会影响部分营养素的摄入；慢性消耗性疾病（如肺结核及恶性肿瘤等）也会引起营养素吸收不良、消耗增加而导致营养不良。

（3）不健康的饮食习惯：目前快节奏的生活导致一部分人没有充足的时间准备和享用均衡的饮食，他们可能更倾向于选择便捷食品或外卖，而这些食品不能满足人们的日常所需营养。此外，生活条件改善之

后，人们倾向于食用更多的肉类食物，导致蛋白质与脂肪的摄入较多，膳食纤维及维生素等营养素摄入较少。摄入较多的零食及含糖饮料、较少的新鲜水果也会使人营养失衡。还有一些人会通过节食的方式来减肥，使体内的脂肪、蛋白质被过度消耗，导致营养不良。经常食用辛辣、生冷的食物会刺激肠胃，导致肠胃功能下降，摄入食物后营养素无法被人体有效吸收利用，出现营养流失的现象。严重的挑食、偏食也容易使营养素摄入不均衡，从而导致营养不良。

（4）生活方式：吸烟、饮酒及缺乏体育锻炼等不良生活习惯会导致身体无法充分吸收和利用获得的营养。

（5）不良的烹饪习惯：正确的烹饪方式才能留住食物中的营养。例如淘米时不要过度淘洗，以保留更多的 B 族维生素；炒菜要急火快炒，若加入过多的水会导致部分维生素溶解在水中而流失。

（李　颖）

9. 为什么要**纠正营养不良**

营养的最佳状态是营养均衡，就是身体需要的各种营养素都有，而且量也都合适。如果有的营养素摄入不足或过量，身体就属于营养不良了。虽然营养过剩与营养不足都属于营养不良，但多数情况下人们了解的营养不良指营养不足。营养不足按其严重程度又可以分为两种，一种是严重缺乏，比如长期缺乏维生素C，可引发维生素C缺乏症（坏血病）；而另一种是短期缺乏，只要及时补充就能改善，但这种营养不足也会导致身体处于亚健康状态。

营养不足以消瘦为主要特征。究其主要原因，可能是饮食中营养素摄入不足，也可能是某些慢性疾病影响了胃肠道的消化吸收功能，导致身体无法利用这些营养素。营养过剩的主要原因为食物摄入过多，如吃肉太多导致脂肪、蛋白质和胆固醇摄入过量，这会加重肾脏的负担，增加患心血管疾病的风险。

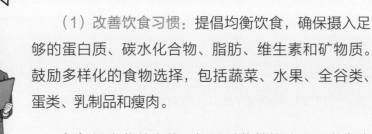

针对营养不良，我们可以从以下几方面着手。

（1）改善饮食习惯：提倡均衡饮食，确保摄入足够的蛋白质、碳水化合物、脂肪、维生素和矿物质。鼓励多样化的食物选择，包括蔬菜、水果、全谷类、蛋类、乳制品和瘦肉。

（2）提高营养素养：加强对营养的认识，学会选择和准备营养丰富的食物。

（3）健康检查和监测：进行健康检查，及时发现和纠正营养不良。

（4）推广健康的生活方式：采取健康的生活方式，包括戒烟、限制酒精摄入、增加体育锻炼等。

（5）必要时寻求医生和专业人员的帮助。

营养不良 营养素

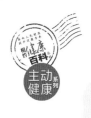

营养不良具有滞后性，往往需要一段时间身体才会出现相关的症状。人们应该时刻关注自己的身体，并且在日常生活中尽量摄入种类丰富的食物，同时保证健康的生活习惯。

（李　颖）

关键词

控制体重　肥胖

10. 为什么要**控制体重**

"身材管理"这个词大家应该都不陌生，这应该算控制体重的进阶说法，我们说某某人到中年身材管理还做得这么好，羡慕之余应该还有对对方毅力的佩服。所以，身材管理即控制体重这件事，不仅是件美事，同样也是一件难事。虽然人们往往是因为外表的原因而控制体重，但其实控制体重对内在的身体健康也同样重要。

控制体重对于维持身体健康有重要作用。

（1）心血管健康：过多的脂肪可导致高血压、高血脂、高胆固醇以及动脉硬化，增加心脏病和脑卒中的发生风险。

（2）糖尿病预防：过重的体重会增强胰岛素抵抗，影响血糖控制，增加糖尿病的患病风险。

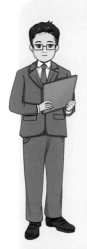

（3）骨骼健康：超重、肥胖会增加关节的负担，特别是膝关节和髋关节，最终导致骨性关节炎等骨骼问题，影响日常活动。

（4）癌症风险：肥胖会影响机体代谢，显著增加多种癌症的患病风险。

（5）呼吸系统健康：肥胖可导致睡眠呼吸暂停综合征，并且非常容易引发哮喘。

（6）精神健康：肥胖往往容易导致自卑、焦虑和抑郁等精神和心理问题。

那我们如何才能控制好体重呢？其实无非"管住嘴""迈开腿"两方面。

（1）饮食：饮食最重要的就是营养均衡，最好摄入种类丰富的食材，但不要吃太饱。另外，饭菜应少油、少盐、少糖，调味固然重要，但是超量的油、盐、糖会对身体造成额外的负担。

（2）运动：俗话说，三分吃，七分练。要想减肥，还得运动。运动时身体会燃烧脂肪，也可以针对身体特定部位进行运动，比如做仰卧起坐、转呼啦圈可以瘦腰，跳绳、深蹲适合瘦腿。

综合而言，良好的饮食结构和健康的生活方式是维持健康体重的关键。但是控制体重并不意味着一味追求"瘦"的身材，脂肪对我们的身体也有保护作用。希望大家都能以正确的心态看待自己的身体，为健康的目标做好身材管理。

（李　颖）

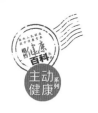

11. 为什么说**减肥**不等于不吃**碳水化合物**

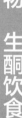

在追求健康和理想体型的过程中，减肥成了许多人的目标。很多人认为，要减肥就要尽量少吃碳水化合物，因此出现了生酮饮食的方法。然而，减肥并不等于不吃碳水化合物。

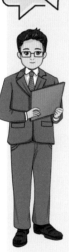

（1）碳水化合物的来源：碳水化合物可以分为两种类型。一种是简单的碳水化合物，比如糖果和含糖饮料，可迅速提供能量，但也容易造成血糖的剧烈波动。另一种是复杂的碳水化合物，比如全谷物、根茎类蔬菜，可提供更稳定的能量，并且富含纤维素、维生素和矿物质，是身体所需的重要营养素，因此应该充分摄入。

（2）碳水化合物的功能：碳水化合物是身体的重要能量来源，可以保持思维清晰和大脑功能正常运转。碳水化合物还有助于维持肌肉和肝脏的糖原储备，提供运动所需的能量。另外，膳食纤维是一种特殊类型的碳水化合物，有助于促进消化和预防便秘。

（3）不吃碳水化合物的危害：缺乏葡萄糖供给会导致能量不足，引发疲劳、乏力等问题。长期不摄入碳水化合物会使肝脏和肌肉的糖原储备减少，影响运动能力。碳水化合物还有助于控制血糖水平，不摄入碳水化合物可能导致血糖波动和糖尿病风险增加。此外，缺乏膳食纤维的摄入会导致消化系统问题，如便秘和消化不良。

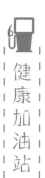

生 酮 饮 食

生酮饮食是一种高脂低碳水饮食，通过限制碳水化合物的摄入，迫使身体进入酮体代谢状态。在酮体代谢状态下，身体会将脂肪作为主要能量来源，在临床上主要应用于治疗肥胖症和改善胰岛素敏感性。然而，正常人使用生酮饮食容易出现营养不均衡、酮症等副作用。在生酮饮食初期，可能会出现头痛、恶心和疲劳等症状。这是身体适应酮体代谢状态所产生的表现。而长期采用生酮饮食可能导致胆结石和肾脏问题，因此建议咨询医生。

总之，减肥并不等于不吃碳水化合物。我们需要了解碳水化合物在身体中的作用，同时关注饮食的平衡和多样性，从而保持身体的健康和体重的稳定。

（李 颖）

关键词

节食 基础代谢率

12. 为什么**过度节食** 无法达到**减肥**效果

随着社会媒体和网络的普及，人们对瘦身和苗条身材的追求日益增加。许多人为了快速达到理想的身材，会采取极端的节食方法。过

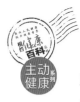

度节食的另一个原因是对减肥方法的误解，忽视了身体对营养的需求。然而，过度节食可能会适得其反，甚至对身体造成负面影响，还无法长期维持减肥效果。

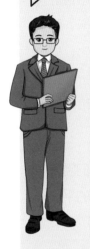

过度节食有以下风险。

（1）营养不良：减肥并不仅仅是减轻体重，更重要的是保持健康的身体。我们的身体需要摄取各种营养素来维持正常功能，包括蛋白质、碳水化合物、脂肪、维生素和矿物质等。过度节食会导致摄入的营养不足，容易引发营养缺乏症状，如贫血、脱发、免疫力下降等。这些问题不仅会影响身体健康，还会影响减肥的效果。

（2）情绪和心理问题：食物对情绪有很大的影响，可以带给我们快乐和满足感。过度节食会限制我们对于美食的享受，导致情绪低落、焦虑和抑郁等问题。这些负面情绪会进一步影响饮食习惯和生活质量，从而阻碍减肥的进程。

（3）无法长期维持减肥效果：虽然节食可能会在短期内带来快速的减肥效果，但一旦恢复正常饮食，体重往往会反弹。这是因为过度节食并没有改变饮食习惯和生活方式，只是暂时限制了能量摄入。当恢复正常饮食后，身体会储存更多的能量，以备不时之需。这也是节食减肥容易反弹的主要原因。

总之，过度节食无法达到健康减肥的效果，我们应该选择科学的减肥方式，包括合理控制饮食、适量运动和保持良好的生活习惯。只有这样，才能长期保持理想的健康体重。

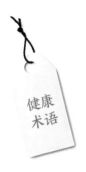

健康术语

基础代谢率

基础代谢率（BMR）是指人体在静息状态下所消耗的能量，包括维持身体正常功能运转所需的能量。每个人的 BMR 都是不同的。过度节食会导致能量摄入严重不足，从而降低身体的 BMR。当身体无法得到足够的能量供应时，就会进入"节能模式"，减慢新陈代谢过程，以便节省能量。这意味着身体会消耗更少的能量，导致减肥变得越来越困难。

（李　颖）

关键词

减脂　早餐

13. 为什么**减脂期**吃**早餐**十分重要

越来越多的人开始意识到保持健康体重的重要性，并采取了积极的行动进行减肥。目前，有一些人选择不吃早餐来快速减肥，但越来越多的证据表明，按时吃早餐在减脂期起着重要的作用，更有利于减肥和身体健康。

国内外针对减脂期吃早餐的益处进行了大量研究，主要包括提供能量和动力、稳定血糖水平、促进新陈代谢、控制热量摄入、增强饱腹感以及提供必需的营养素。这些因素都有助于在减脂期取得更好的效果，并帮助我们更健康地生活。因此，建议在减脂期间，应合理安排早餐，确保营养均衡，以更好地实现减脂目标。

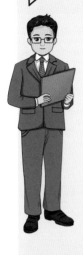

减脂期间吃早餐非常重要，原因有以下几方面。

（1）早餐是一天中的第一次进食，可以启动新陈代谢，帮助身体开始燃烧脂肪。如果不吃早餐，身体就会进入节食模式，导致新陈代谢变慢，减脂效果也会受到影响。

（2）吃早餐可以提供能量，使人在整个上午保持精力充沛，提高工作效率。空腹时，血糖水平下降，人们会感到疲倦和无力，影响思维和专注力。而适当摄入早餐后，血糖水平会得到提升，增强了大脑和身体的功能，使我们更加有活力去应对工作和学习。

（3）吃早餐还可以控制午餐和晚餐时的饥饿感，避免因不吃早餐导致后续过度饮食，甚至暴饮暴食，选择高热量、高脂肪的食物，导致能量摄入过多。

（4）吃早餐还可以预防胃部疾病发生，帮助维持良好的饮食习惯。有规律的早餐可以使人在一天中有固定的进食时间，避免不规律饮食给身体带来的负担。

需要注意的是，减脂期间的早餐选择很重要。应该选择低脂、低糖、高蛋白质和高纤维的食物，如全麦面包、鸡蛋、蔬菜、水果等，以帮助控制能量摄入并提供营养。同时，合理的饮食结构和适量的运动也是减脂成功的关键。需要注意的是，每个人的身体状况和需求可能不同，最好咨询专业人士，制定适合自己的减脂计划。

（李　颖）

14. 为什么**年龄大了**不容易**减重**

　　随着生活水平的提高，人们的"菜篮子"也越来越丰富，但高脂肪、高热量、高糖的食物更易导致体重的严重超标，想要控制体重也是难上加难。年纪大的人可能更深有体会，无论怎样控制饮食，也不能让体重下降。那为什么年龄大了不容易减重？

专家说

　　年龄大不容易减重是多因素共同作用的结果。

　　（1）基础代谢率下降：基础代谢率会随着年龄增加或体重减轻而降低，随着肌肉增加而增加。30 岁后，基础代谢率每 10 年降低 5%，到那时尽管摄入不变，运动量也不少，也可能越来越胖。

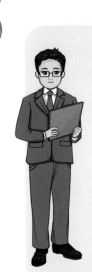

（2）肌肉质量减少：随着年龄增长，许多人可能会经历肌肉质量和肌肉功能的减少和减退，称为肌肉萎缩。由于肌肉比脂肪消耗更多的能量，肌肉减少可能导致能量消耗的减少，从而增加减重的难度。

（3）激素水平变化：激素水平的变化也可能影响体重。女性在更年期可能会经历雌激素水平的下降，这可能影响脂肪的分布和代谢。男性则可能经历睾酮水平的下降，导致肌肉质量减少和脂肪增加。

（4）运动量下降：随着年龄的增长，大多数人要么忙于事业，要么忙于家庭琐事和照顾孩子，还有的人家庭和事业要兼顾，根本没有多少时间能够好好运动锻炼。就算好不容易有了时间，也想好好休息一下，导致运动量大幅下降。

（5）不健康饮食：随着年龄增长，工作及操心的事情越来越多，有的人三餐时间不规律，早餐随便应付一下，吃饭狼吞虎咽，饿一顿饱一顿，暴饮暴食或常吃夜宵，吃得不健康，都会导致发胖。

（6）内分泌失调：忙工作、忙生活，加班熬夜成了家常便饭。很多人靠吸烟、饮酒等方式排解压力，这样往往会使得内分泌失调，影响新陈代谢，造成肥胖。另外，压力大还会影响"压力激素"（应激性激素，如甲状腺激素、肾上腺素、糖皮质激素、胰岛素及血管紧张素等）的分泌。此状态长期持续的情况下，饥饿感增强，容易暴饮暴食，造成体内脂肪的堆积。

总之，想要减重就要从现在开始，按照科学的方法提升基础代谢率，让身体处于高代谢状态，同时也要保持健康的生活状态，改变不健康的饮食习惯，这样您的体重才会减下来。

（李　颖）

三

婴幼儿
健康管理

15. 为什么需要特别关注
婴幼儿的喂养问题

婴幼儿的营养问题向来是门重要的学问。孩子吃得越多越好？食物越贵越好？家长们都想为孩子提供最好的营养从而使孩子能够健康成长，但在这一过程中，有一些营养问题可能会被家长忽视而影响孩子的营养吸收，所以需要特别关注婴幼儿在家庭中的喂养问题。

我国一项基于儿童保健门诊工作的研究分析显示，婴幼儿主要存在的营养问题有：辅食添加的时机不恰当和种类单一、过度添加部分营养特别是微量元素（如钙、锌、铁）、食物缺乏转化过程、强迫进食、边玩边吃等。提早发现问题，实施干预措施，科学喂养婴幼儿，可以降低儿童营养不良性疾患的发生率和建立良好的饮食习惯，对婴幼儿的生长发育具有重要意义。

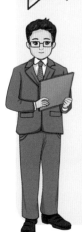

婴幼儿时期是生命最初 1 000 天中的重要阶段，在该时期，婴幼儿所吸收的营养主要来自喂养，包括母乳喂养、辅食添加、合理膳食和饮食行为培养。

根据《婴幼儿喂养健康教育核心信息》，婴幼儿的科学喂养具有重要意义，营养状况的改善可以减少和控制婴幼儿营养不良和相关疾病的发生。0~6 月龄婴儿提倡纯母乳喂养。母乳对婴儿来说是最理想的天然食物，其含有丰富的营养素、免疫活性物质和水分。母乳喂养不仅能够为婴儿提供丰富的营养物质，还能

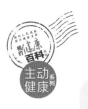

降低母亲和婴儿的患病风险。从婴儿6月龄起应添加辅食，在此基础上也可继续母乳喂养至2岁及以上。需要注意的是，添加辅食要坚持由少量到多量、由一种到多种的原则，引导婴幼儿逐步适应。6月龄~2岁期间，可以逐步增加辅食添加的频次、种类，调整辅食质地，从而确保婴幼儿所需营养素的供给。当然，不能忽略的是，在喂养过程中需要耐心鼓励婴幼儿进食，培养良好的饮食习惯；优先选择家庭自制食物，控制婴幼儿糖和盐的摄入；定期接受儿童健康检查，及时获取科学的喂养指导。家长形成科学的育儿理念，能更好地促进科学喂养，从而促进儿童健康成长，为儿童生长发育提供有利的条件。

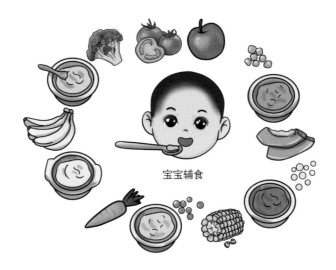

宝宝辅食

由少到多 如蛋黄从试量1/4个-1/2个

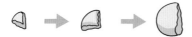

由稀到稠 如米汤-稀粥-米糊-稠粥-软饭

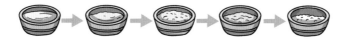

由细到粗 如菜汁-菜泥-碎菜-菜叶片-菜茎

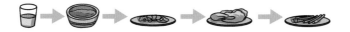

从植物性食物到动物性食物 如谷类-蔬菜水果-蛋、鱼、肉、肝、豆

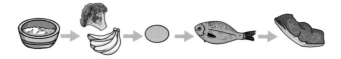

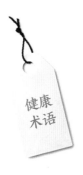

健康
术语

婴幼儿

婴幼儿期是指从出生开始到 3 岁前，又可以分为婴儿和幼儿两个阶段。婴儿是指出生后到 1 岁，其中出生至 28 天为新生儿期；幼儿是指满 1 岁到 3 岁前。在这两个阶段，孩子生长发育极其旺盛，各个系统的发育和功能在逐步完善，所以对营养物质和能量的需求比较高。

（梁争艳）

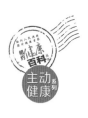

16. 为什么需要特别关注
婴幼儿食物过敏

很多家长对孩子的食物过敏反应并不陌生，加上近年来婴幼儿牛奶蛋白过敏现象增加，关于孩子的食物过敏问题逐渐受到广泛的关注。其实，在婴幼儿时期就应特别关注食物过敏和过敏原的防范。

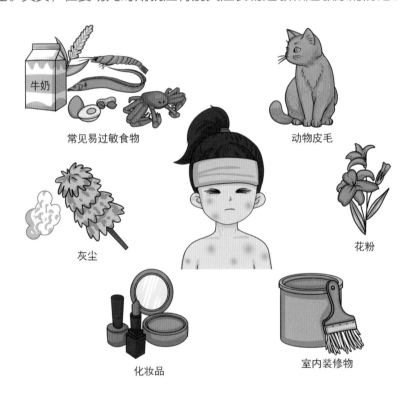

常见易过敏食物

动物皮毛

灰尘

花粉

化妆品

室内装修物

食物过敏是婴幼儿时期最早出现和最常见的一种过敏性疾病，由于其还可能成为其他过敏性疾病的诱因，所以及早发现和控制对婴幼儿的成长具有重要意义。近年来，食物过敏的发病率呈逐年上升趋

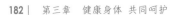

势，过敏性疾病也已成为全球公共卫生问题。根据世界卫生组织和联合国粮食及农业组织的统计，90%以上的食物过敏反应由牛奶、鸡蛋、大豆、花生、小麦、坚果、鱼类和甲壳纲类动物及其相应制品引起。目前，对于食物过敏最有效的治疗手段仍是规避过敏原。

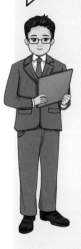

过敏是一个不断变化的过程，许多疾病的发生都与其相关。除了外部环境因素以外，个体内部因素也是引起过敏的重要原因。增强对过敏性疾病的认识、主动规避过敏诱因，可以减少过敏性疾病的发生。

婴幼儿过敏存在反复发作、无法彻底治愈等特点，且有湿疹和食物过敏史的婴幼儿极易出现哮喘、鼻炎等较为严重的过敏性疾病。婴幼儿由于免疫系统发育不成熟、肠道有益菌缺乏等，容易发生食物过敏，所以在婴幼儿时期需要特别关注食物过敏和防范过敏原。适量增加日晒以增加体内维生素 D 含量可以有效预防过敏的发生。得了过敏性疾病后要及时检查过敏原，从而用正确的方法防范过敏原，规避过敏原可以完全或几乎完全缓解症状。若婴幼儿在添加辅食前出现过敏症状，母乳喂养者可继续母乳喂养，但母亲应回避致敏食物；若在添加辅食后发生过敏反应，家长应根据过敏发作前所食用的食物来推断过敏原并在往后的饮食中进行防范。

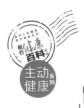

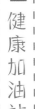

关键词

婴幼儿　疫苗接种

过敏是一种速发型的变态反应。人体的免疫系统具有识别有害或无害（有用）物质的功能，若无害（有用），这些物质会在人体内适应生存，最终被吸收、利用或被自然排出；若有害，则免疫系统会立即作出反应。变态反应是指人体的免疫系统对无害物质进行攻击，这种无端的攻击可能会对人体自身的组织进行攻击和破坏，对人体的健康非常不利。

（梁争艳）

17. 为什么**婴幼儿**要**及时接种疫苗**

很多家长都知道，婴儿在出生后就要接种疫苗，也就是平常所说的"打预防针"，如婴儿出生后 24 小时内需要接种第一针乙肝疫苗和卡介苗，在 4 月龄内需要接种百白破疫苗、口服脊髓灰质炎疫苗等。婴幼儿及时接种疫苗不仅有利于提升免疫力和抵抗力，还能有效抵抗外来病原体，从而维护婴幼儿的健康。

婴幼儿作为易感人群，接种疫苗可以为其提供一个有效的屏障。婴儿出生后便逐渐失去来自母亲的抗体的保护，因为其自身功能发育不完善、免疫力及抵抗力比较低下，容易受到病毒和细菌的攻击，从而发生感染性疾病。及时接种疫苗能够诱导婴幼儿自身产生相应的抗体，使婴幼儿不生病或少生病，是预防疾病颇为有效的方法。

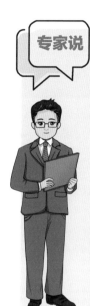

专家说

疫苗的作用是通过预防接种，在人体与疾病之间建立一道"屏障"，阻断传染病传播。疫苗会刺激人体免疫系统将其识别为外来物质并予以消灭，但人体会"记住"该种物质，当病原体再次入侵时，免疫系统会很容易地识别并杀灭病原体。在规定时间内接种相应的疫苗，能保证疫苗接种的实际效果。我国的疫苗分为免疫规划疫苗和非免疫规划疫苗。免疫规划疫苗由国家免费提供，儿童入学前一般须完成所有免疫规划疫苗接种。非免疫规划疫苗则是自费并且自愿接种的其他疫苗。

及时接种疫苗能够更好地维护婴幼儿的健康，对婴幼儿的健康至关重要。接种疫苗是在不发病的前提下使机体产生抗体，婴幼儿作为免疫力低下的群体，需要通过疫苗接种来提前模拟攻击病毒和细菌，使婴幼儿的机体再次碰到病毒或细菌入侵时能够更好地应对。家长提高对疫苗接种的重视和积极配合，能保证疫苗接种的准确性及有效性。部分婴幼儿在接种疫苗后可能出现低热、过敏等不良反应，这是正常现象，只要做好相应防护工作，不良反应是可以预防的。

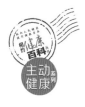

关键词

婴幼儿 体格发育评估

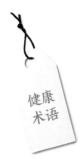
健康术语

疫苗

　　世界卫生组织将疫苗描述为：一种能提高对特定疾病免疫力的预防性生物制品，通常含有类似致病微生物的成分，包含已减弱毒性或灭活的病原体，或其毒素及表面蛋白。

　　《中华人民共和国疫苗管理法》将疫苗定义为：为预防、控制疾病的发生、流行，用于人体免疫接种的预防性生物制品。

（梁争艳）

18. 为什么**婴幼儿**定期
健康检查很重要

　　"宝宝满月了却还不会抬头，正常吗？""为啥小宝都快一岁了还不会爬？""我家娃怎么老是长不高呢，是缺钙吗？"作为家长，孩子在婴幼儿时期的变化往往都是惊喜的，但许多家长还是会因为自家孩子不同于"规律娃"那样发展而感到担心。定期的健康检查和体格发育评估可以为家长解决心中的疑问，同时对婴幼儿的全面健康管理也至关重要。

　　定期健康检查也称儿童保健。有研究发现，和不定期保健的婴幼儿相比，定期保健的婴幼儿健康率更高，儿童的常见病、多发病（佝偻病、营养不良性疾病、支气管炎、腹泻）的发生率更低。定期的保健能让家长及时了解孩子的生长发育和健康状况，从而判断孩子各方面发育是否达标，在保健医生的正确指导下进行合适的干预和管理。为婴幼儿提供良好的养育照护和健康管理，有助于婴幼儿在生理、心理和社会能力等方面得到全面发展，为未来的健康成长奠定基础，并有助于预防成年期心脑血管疾病、糖尿病、抑郁症等多种疾病的发生，所以定期的健康检查对于婴幼儿的全面健康管理至关重要。

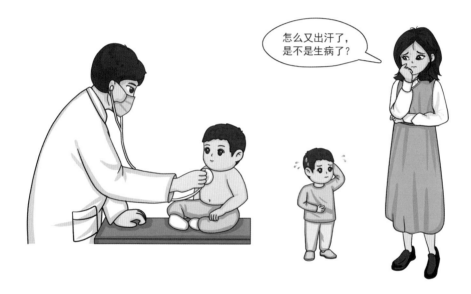

　　婴幼儿进行定期健康检查是对其健康成长的监护和保障。根据《3岁以下婴幼儿健康养育照护指南（试行）》，婴幼儿时期的发展是指儿童在这个时期生理、心理和社会能力方面得到全面发展，具体体现在儿童的体格、运动、认知、语言、情感和社会适应能力等各方面的发展，对婴幼儿的成长具有重要意义。

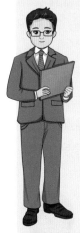

　　目前，我国基本公共卫生服务项目中关于婴幼儿的健康管理主要包括：婴儿出院后1周内医务人员到新生儿家中访视；满月、3月龄、6月龄、8月龄、12月龄、18月龄、24月龄、30月龄和36月龄则应在乡镇卫生院或社区卫生服务中心进行随访服务。定期的健康检查可以监测婴幼儿的健康状况，从而及早发现营养不良、听力异常、发育异常等健康问题，及早找到病因和及早治疗。家长应重视婴幼儿的健康检查，积极向医生提供婴幼儿的身体情况、饮食情况、生活习惯等信息，配合医生完成听诊、测量身高和体重等一系列检查。在家庭照护中，家长也应学会家庭自我监测，若婴幼儿的体重、身长（身高）等体格生长水平低于第3百分位或高于第97百分位，或者出现生长速度平缓、下降或突增，应及时就医。

（梁争艳）

19. 为什么需要通过**家庭**引导**婴幼儿**养成积极的**生活习惯**

婴幼儿时期（0~3岁）是儿童生长发育至关重要的时期。这一时期，对婴幼儿的行为进行积极引导，有助于他们的全面发展，为未来的健康成长奠定坚实的基础。

家庭教育在婴幼儿时期起着至关重要的作用。良好的家庭支持和引导有助于孩子养成良好的生活和行为习惯，为他们未来的学习和生活奠定基础。反之，不良的家庭支持和引导则会对孩子的发展造成不良影响，导致他们出现性格扭曲等问题。

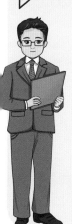

婴幼儿时期是培养孩子习惯和规则意识的关键时期。作为家长，在婴幼儿时期应引导孩子养成良好的生活习惯。那么，家长应该帮助孩子养成哪些生活习惯呢？

（1）睡眠习惯的养成：父母和孩子单独睡，可以使父母和孩子都能拥有良好的睡眠。孩子盖的被子要轻软、温暖、舒适。睡前不要逗闹孩子或随便吓唬孩子，也不要批评孩子，尽量不要在睡前躺着给孩子讲故事，以免过于兴奋影响睡眠。

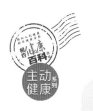

（2）饮食习惯的养成：做到定时、定点、定量用餐。定时即控制每次用餐的时长，进食前半小时不要给孩子添加任何食物，以保证他们进食主餐的食欲；定点即坐在固定的位置上用餐；定量即给孩子盛饭时要少盛多添。不要一直给孩子喂饭，循序渐进地培养孩子自主进食的能力。同时培养孩子饭前洗手、饭后漱口的卫生习惯。

（3）大小便习惯的养成：6月龄前注意定时换尿布。6月龄的婴儿就可以逐渐培养其定时排便。一岁以后，可定时带孩子坐小马桶。

（4）卫生习惯的养成：幼儿时期，孩子对周围环境十分敏感，喜欢模仿成人的行为，但由于缺乏辨别是非的能力，很容易形成坏习惯。所以家长要以身作则，给孩子树立良好的榜样，监督孩子每天的行为，适当进行夸奖，使他们形成条件反射，养成讲卫生的好习惯。

（5）规则意识的养成：婴幼儿期是规则意识重要的启蒙时期。要让孩子从小知道哪些事情该做，哪些事情不该做。但家长不能按照自己的要求去规定孩子的行为，需要和孩子一起制定规则和奖惩措施。

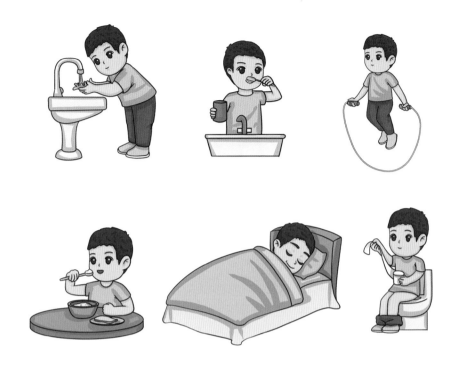

（梁争艳）

四

青春期
健康管理

20. 为什么需要特别关注
青春期的**身体发育**

青春期（世界卫生组织规定青春期为 10~20 岁）是指以生殖器官发育成熟、第二性征发育为标志的初次有繁殖能力的时期，是人一生中身体发育的重要时期。

研究表明，人的一生中身体生长迅速的阶段有两个，一个是产前期与出生后的最初半年，而另一个则是青春期。青春期的身体发育，不仅关系到育龄期、更年期、老年期的生命质量，还会影响到下一代的健康。在这一时期，生长激素和性激素分泌增加，若二者不能正常分泌，会出现诸多发育方面的问题。对青春期身体发育的关注，不仅可以保证青少年的生理健康，还有助于他们的心理健康和社会适应能力的发展。

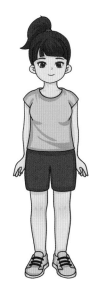
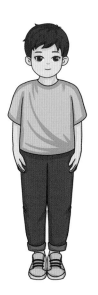

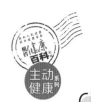

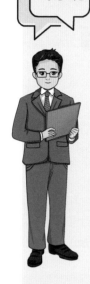

专家说

　　合理的营养是儿童生长所必需的"土壤"。按照《中国居民膳食指南（2022）》建议的谷类为主的平衡膳食模式，每天的膳食应包括谷薯类（包括全谷物和杂豆类）、蔬菜水果、畜禽鱼蛋奶、大豆类和坚果类食物。平均每天摄入 12 种以上、每周摄入 25 种以上食物，合理搭配，基本可以满足身体成长的需要。以下几种营养素与身高生长的关系极其密切，也都能从食物中获得，家长们要特别关注。

　　（1）优质蛋白：人体骨骼的 1/3 由蛋白质构成，如果缺乏蛋白质，孩子骨骼的生长就会受限。鱼类、瘦肉、蛋类、大豆及其制品都是优质蛋白质的良好来源。

　　（2）钙：钙决定了骨骼的硬度，而钙的最好来源是奶制品，每天 300~500mL 液体奶或相当量的奶制品摄入非常必要。

　　（3）维生素 D：维生素 D 可以促进钙在小肠的吸收，有利于骨骼的生长。人体在太阳光紫外线的作用下自身能合成维生素 D。因此，要鼓励孩子多在户外运动，让皮肤适度暴露在阳光下。

　　有研究表明，身高、体重与遗传关系密切，但后天因素仍有重要影响。因此，在青春期如果合理科学地锻炼，可以改变遗传带来的某些不健全的成分，使人体的发展获得最佳效应。

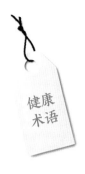

健康术语

营养素

营养素（nutrient）为维持机体繁殖、生长发育和生存等一切生命活动和过程，需要从外界环境中摄取的物质。根据化学性质和生理作用，食物中的营养素分为五大类，即蛋白质（protein）、脂类（lipids）、碳水化合物（carbohydrate）、矿物质（mineral）和维生素（vitamin）。根据人体的需要量或体内含量的多少，可将营养素分为宏量营养素（macronutrients）和微量营养素（micronutrients）。

（梁争艳）

21. 为什么需要关注和防范**青少年**的**饮食**问题

　　青少年处于生长发育的关键阶段。随着时代的发展，人们的物质水平得到了极大提高，青少年的饮食习惯发生了巨大变化，超重和肥胖问题越来越严重，关注和防范青少年的饮食问题至关重要。

　　为什么需要关注和防范青少年的饮食问题呢？一方面，不良的饮食习惯不仅影响青少年的身体健康，而且饮食习惯所导致的身体形象问题可能会延续到成年，并且对整个生命周期的健康产生长期影响。另一方面，青少年由于对身体形象的不满和自我否定，可能出现自卑、焦虑、抑郁等心理健康问题，甚至遭受欺凌或歧视。因此，关注

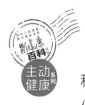

和防范青少年的饮食问题不仅有助于保护他们的身体健康，还有助于促进其心理健康，提高社会适应能力和学业表现。

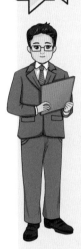

食物是人类赖以生存的物质基础，能够提供人体所必需的各类营养素，不同的食物所含营养素的数量与质量不同，因此食物搭配是否合理、均衡，对于促进青少年身体健康及预防疾病至关重要。中国营养学会发布的《中国学龄儿童膳食指南（2022）》，提出了学龄儿童（6 岁到不满 18 岁的未成年人）营养的五项核心原则。

（1）主动参与食物选择和制作，提高营养素养。

（2）吃好早餐，合理选择零食，培养健康饮食行为。

（3）天天喝奶，足量饮水，不喝含糖饮料，禁止饮酒。

（4）多户外活动，少视屏时间，每天 60 分钟以上的中高强度身体活动。

（5）定期监测体格发育，保持体重适宜增长。

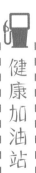

青少年肥胖的诊断标准

青少年的超重和肥胖与成人的评价标准不同，但是相衔接。不同国家的标准不同，我国目前建议使用体重指数（body mass index，BMI）临界点 ≥ 24kg/m^2

和 ≥ 28kg/m^2 分别判断成人超重（24kg/m^2 ≤ BMI< 28kg/m^2）和肥胖（BMI ≥ 28kg/m^2）；同时，用与之相对应的按照年龄和性别的 BMI 临界点诊断儿童青少年的超重和肥胖。建议年龄 ≥ 2 岁的儿童使用 BMI 来诊断。BMI= 体重（kg）/ 身高 ^{2}（m^2），与体脂相关且相对不受身高的影响。2~5 岁儿童可参考《中国 0~18 岁儿童、青少年体块指数的生长曲线》中制定的中国 2~5 岁儿童超重和肥胖的 BMI 参考界值点。6~18 岁儿童可参考 WS/T 586—2018《学龄儿童青少年超重与肥胖筛查》中 6~18 岁学龄儿童筛查超重与肥胖的性别年龄别 BMI 参考界值点。在 18 岁时，男生和女生的 BMI 均以 24kg/m^2 和 28kg/m^2 为超重、肥胖界值点，与中国成人超重、肥胖筛查标准接轨。

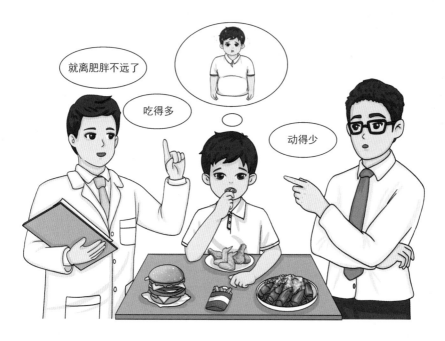

（梁争艳）

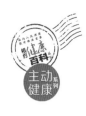

22. 为什么家长要对**青春期**的青少年进行**性健康**指导和教育

关键词

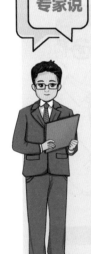

青春期　性教育　性心理

青春期是人生中非常美好的一个时期，这一时期的青少年生殖器官发育成熟，第二性征出现，与此同时，他们的心理也在发生重要变化。孩子们进入青春期以后，性意识也开始觉醒，这个时候，如果不对他们进行正确的性教育，很容易造成无可挽回的悲剧，影响孩子的一生。所以，家长应对青春期的孩子进行青春期性教育，让他们顺利度过青春期，坦然地走向青年期。

专家说

随着性态度的逐渐开放，初次性行为的年龄趋于年轻化，加强青少年性健康教育，是对《"健康中国 2030"规划纲要》和《中国儿童发展纲要（2021—2030 年）》的呼应。父母是孩子性知识、性道德的启蒙者，在性教育中的作用是无可替代的。家长对青春期青少年性健康方面的指导和教育应包括以下内容。

（1）如何与异性相处：进入青春期，很多孩子会变得非常敏感，在与异性交往的时候也会有很多烦恼。家长要注重引导，教会他们如何与异性相处，既不会伤害彼此之间的友情，又不会冲破束缚转化为稚嫩的爱情，做到保护好自己、尊重对方。

（2）性道德、性伦理等知识的教育：世界卫生组织一项调查结果表明，恰当地进行性教育并不会导致青少年较早地发生性行为，相反，可以促进青少年对性知识、性发育采取科学的态度。

（3）不要让孩子过早地涉及性生活：进入青春期以后，产生性冲动是非常正常的情况。但是这个年龄段进行性生活，对双方来说都是不负责任的行为，会耽误生长发育，甚至会引起某些疾病。但在谈论这方面内容时要讲究技巧，不能太直白，也不要用命令的口吻，要用朋友的方式通过聊天的形式让孩子明白这件事的重要性。

家长对青春期青少年进行性教育时，应采取真诚、平等、信任的态度，只有这样青少年才会真正打开心扉，有利于教育成功。

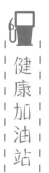
健康加油站

青春期性心理的发展顺序

		女生	男生
自身性体验	对自身性征发育感到惊奇、羞涩	9~11 岁	10~12 岁
	开始知道性别差异	11~13 岁	11~13 岁
	开始关心性方面的事	14~15 岁	14~15 岁
	初次性冲动	15~16 岁	14~15 岁
	初次手淫	15~16 岁	15~16 岁
	初次性幻想	15~16 岁	15~16 岁
	想接触异性的身体	14~16 岁	14~16 岁

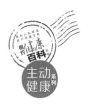

		女生	男生
异性交往	疏远异性	10~12 岁	11~13 岁
	愿与异性在一起	12~13 岁	12~13 岁
	开始与异性频繁交往	13~14 岁	13~14 岁
	心中有了特别喜欢的异性	14~15 岁	14~15 岁
	已有亲密的异性朋友	14~15 岁	14~15 岁
	早期约会	15~16 岁	15~16 岁
	初恋	15~16 岁	15~16 岁

（梁争艳）

23. 为什么要防范**青少年药物和物质滥用**风险

　　青少年时期是人生中一个重要的阶段，是由儿童逐渐发育为成年人的过渡时期，身体和心理发生很大的变化，若没有健康的环境和正确的引导，青少年可能会由于一些内因或外因的作用而产生药物和物质滥用，从而影响青少年生理和心理的健康。

　　根据联合国毒品和犯罪问题办公室发布的《2022 年世界毒品报告》，全球 15~64 岁的人中约有 2.84 亿存在药物滥用问题，比前十年增加了 26%。其中，青少年的药物滥用水平高于上一代人。青少年正处于探索和尝试的阶段，使得他们对各种药物和物质产生好奇心。除此之外，社交压力、家庭环境因素和情感波动等也是青少年滥用药物和物质的重要影响因素。药物和物质的滥用不仅影响青少年的身心健康，还会使其变得冲动、暴力、易怒等，对家庭和社会生活产生负面影响。所以，防范青少年药物和物质滥用的风险非常有必要。

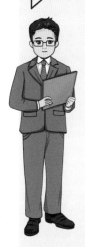

物质滥用行为包括吸烟、饮酒、吸毒和其他物质滥用等。青少年物质滥用一直是重要的公共卫生问题之一，此类行为的影响会从青少年期延续到成年期，给家庭和社会造成一定的影响。有研究显示，近年来国内普通中学生传统和新型毒品使用率为0.03%~1.70%，使用成瘾性物质的青少年更容易出现抑郁、自杀意图和自杀尝试等心理行为问题。除此之外，青少年吸烟、饮酒等物质滥用行为也会使其身体健康受到影响。

解决青少年药物和物质滥用行为的问题，需要综合家庭、学校、社会等多方的力量。《中华人民共和国禁毒法》强调了要对未成年人展开学校和家庭层面的禁毒教育。学校和社会机构应加强对青少年的教育宣传工作，如开展药物和物质滥用危害的知识普及，从而增强他们的防范意识。此外，家庭教育是一个极其重要的因素，家长应关注孩子的成长发育，与其积极沟通，鼓励孩子用积极的方式来抒发自我情感，为孩子提供温暖、稳定的环境和良好的成长条件。为青少年提供有益的替代品、强化心理承受能力和健康教育、鼓励开放积极的沟通、培养健康的生活方式等，均可帮助青少年防范药物和物质滥用的风险。

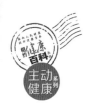

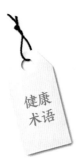

药物滥用

药物滥用（或物质滥用）是指非医疗目的反复、大量地使用具有依赖特性的药物（或物质），使用者对此类药物（或物质）产生依赖（瘾癖），强迫和无止境地追求药物（或物质）的特殊精神效应，由此带来严重的个人健康与公共卫生和社会问题。

（梁争艳）

五

慢性病
健康管理

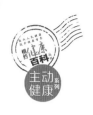

24. 为什么**慢性病患者**要**定期**进行**医学监测**和**评估**

慢性非传染性疾病（以下简称慢性病）指长期的、不能自愈的、很难被治愈的疾病，常见的有 2 型糖尿病、高血压、心脑血管疾病等。慢性病患病率高、致残风险高，给家庭和社会带来沉重负担。但通过科学防控，慢性病是可防、可控的。

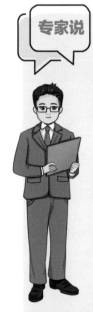

专家说

（1）2 型糖尿病：建议 2 型糖尿病患者每年到医院进行至少 4 次血糖检测。当有糖尿病史的危重患者空腹血糖 ≥ 16.7mmol/L 或 ≤ 3.9mmol/L 或出现其他紧急症状时，须尽早治疗，防止病情加重及出现并发症。定期评估患者的饮食、运动、药物管理和其他生活方式因素。

对于糖耐量受损人群，包括空腹血糖受损（IFG）、糖耐量减低（IGT）患者，建议每年至少前往医院测量 1 次空腹血糖，并接受医务人员的健康指导。

（2）高血压：高血压患者调整治疗期间，每日至少测量 2 次血压，血压平稳后每周监测血压 2 次。此外，每年至少需要到医院进行 4 次面对面的随访。如出现收缩压 ≥ 180mmHg 和 / 或舒张压 ≥ 110mmHg 或其他紧急情况，医护人员将会紧急对患者进行转诊。

对于血压值高（收缩压 130~139mmHg 和 / 或舒张压 85~89mmHg）、超重或肥胖、有高血压家族史、长期膳食高盐、长期过量饮酒（每日饮白酒 ≥ 100mL）以及年龄 ≥ 55 岁的人群，建议每半年至少测量 1 次血压，并接受医务人员的健康指导。

（3）心脑血管疾病：心脑血管疾病患者须每 6 个月测量 1 次血压、血脂、血糖，以确保均在安全范围内，减少动脉粥样硬化的风险以及防止高血压引发心血管事件。

倡导心脑血管疾病高危人群（如并发糖尿病、高血压以及重度吸烟）日常居家测量血压，每 6 个月进行 1 次血压、血脂与血糖检测。强化不良生活方式干预，必要时进行超声心动图、颈动脉超声等影像学检查，进一步评估心脑血管疾病风险。

此外，建议慢性病患者家属积极学习慢性病相关的健康知识，配合医护人员进一步了解患者的基本健康情况、疾病进展情况以及用药依从性。

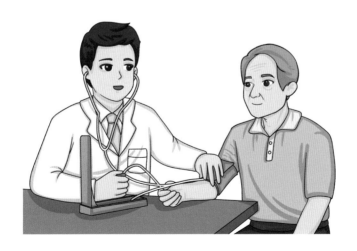

（曾芳芳）

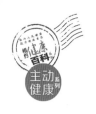

25. 为什么**慢性病**患者要做好**居家药物管理**

慢性病患者居家时，需要特别关注药物管理，以确保良好的健康状况。患者需要正确理解药物的重要性，定时服用药物。同时，要保持药物储存和整理的良好习惯，使用药盒分类整理，避免混淆和漏服的情况发生。

专家说

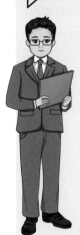

为做好居家药物管理，并做到按时按量遵医嘱服药，提出以下 4 点建议。

（1）建立药物治疗记录：建议患者及时记录用药情况，包括药物品种、剂量、服药频率等，以及不适或不良反应、健康指标（如血压、血糖、血脂等）。这些信息有助于医生或药师全面、准确、快速地评估患者当前的药物治疗方案。患者可自行建立药物使用记录，使其成为有效的自我管理工具。

（2）正确使用处方药：处方药应在医生指导下使用。口服和注射制剂的抗生素等抗菌药物均为处方药，不可自行使用。患者使用处方药时，应咨询药师，以确保用药的安全性和有效性。

（3）关注药物相互作用：居家期间，慢性病患者须规律服药，不可自行减量或停药，以避免降低治疗效果或增加不良反应风险。添加新药、保健品时，须注意其与长期用药的相互作用，建议咨询医生或药师。同时，饮食结构的调整和运动可能影响药物效果，一些药物与特定食物也可能发生相互作用，影响药物的吸收和疗效。例如，钙片与含草酸的食物（如菠菜、芹菜等）相互作用可能导致钙吸收减少。

（4）药品说明书的正确阅读：居家药物治疗时，正确阅读药品说明书至关重要。患者应关注药品的名称、成分、性状、适应证、规格、用法用量、不良反应、禁忌、注意事项以及妊娠和哺乳期妇女用药等方面的信息，有助于更好地理解和正确使用药物。

（曾芳芳）

26. 为什么**慢性病**患者要提高**自我健康管理技能**

慢性病具有长期性特征，患者大部分时间是居家的，科学合理的自我管理对慢性病患者来说非常重要，能够改变患者的行为方式，改善患者的健康状态。因此，慢性病患者可借助图书馆、家庭共享及网络媒介数字化支持等途径丰富自身的健康知识，以便更容易地获得健康信息，提高健康信息素养。

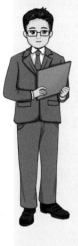

（1）多元信息获取：慢性病患者自我管理能力提升的关键在于有效整合健康信息，提高健康信息素养。为此，建议患者借助图书馆、老年大学和社区卫生服务中心等专业信息来源获取多元健康咨询，充分利用各类平台以增进健康知识。

（2）家庭共享：家庭成员之间的健康信息共享具有重要意义，应充分发挥年轻家属学习理解能力更强的优势。将家庭视作健康教育的重要场所，不仅有助于解决患者行动不便的问题，更能促进健康信息的传递与交流。

（3）多样化自我管理支持：自我管理支持应当多样化，可包括参与讲座、俱乐部活动等形式，并可借助自我管理软件等工具。随着数字化技术的不断进步，患者还可尝试数字化健康干预措施，这些措施可有效监测健康状况，制定个性化的健康教育和治疗计划。数字化支持不仅强化了患者与医护人员之间的联系，更能激发患者更积极地调整生活方式，从而改善健康状况。

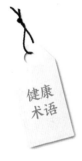

健康信息素养

健康信息素养（health information literacy，HIL）是健康素养和信息素养两个概念的渗透与融合，其内涵是认识到健康信息需求，熟悉可能的信息源并应用它们来检索相关信息，评价信息的质量以及在某一具体情况下的适用性，分析、理解并利用信息作出合理健康决策的一系列能力。

（曾芳芳）

27. 为什么**慢性病患者**要注意可能出现的**并发症**

关键词

慢性病　并发症

　　并发症是指一个人患有某种疾病时，同时发生的其他病症或并发的健康问题。这些并发症可能与原始疾病直接相关，也可能是由于治疗或疾病本身引起的身体反应。一些疾病本身可能对身体的不同系统和器官造成损害，导致其他健康问题的发生。治疗过程中使用的药物或其他干预手段也可能引起额外的问题。此外，患者的个体差异、遗传因素和生活方式选择也可能影响并发症的发生。因此，在慢性病患者管理疾病的过程中，预防并控制并发症极为重要。

心脑血管疾病

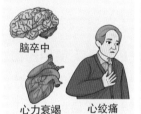

脑卒中

心力衰竭　　心绞痛

肾病变

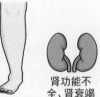

下肢浮肿　　肾功能不全、肾衰竭

视网膜病变

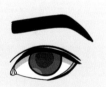

视力下降、失明

神经病变

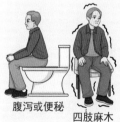

腹泻或便秘

四肢麻木　　感觉丧失／过敏

下肢血管病变

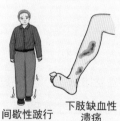

间歇性跛行　　下肢缺血性溃疡

糖尿病足

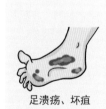

足溃疡、坏疽

糖尿病并发症

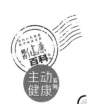

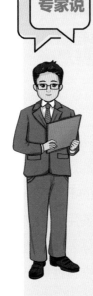

慢性病的并发症是指在患慢性病的基础上，出现的其他健康问题或病理性改变。对于慢性病患者，有效的管理和治疗至关重要，能够预防或减轻并发症的风险。

（1）定期监测病情：定期监测有利于患者了解自身状况，如高血压和糖尿病患者定期监测血压和血糖，可以将生理指标控制在合适的范围内。

（2）调整生活方式：合理饮食和适度运动可以帮助慢性病患者控制病情。患者应减少高盐、高糖、高脂肪和高热量食物的摄入量，增加新鲜蔬菜、水果以及全谷类和低脂肪食物的摄入量。同时，患者还应进行有氧运动，如散步、游泳等，有助于保持血压和血糖稳定。

（3）用药护理：患者应在医生的指导下使用药物进行治疗。患者不能自行更改药物剂量，以免影响疗效或导致不良反应。同时，患者需要了解每种药物可能引起的不良反应，如果出现不适症状，应及时向医生报告。

（4）个性化心理干预：患者长期患病，心理压力较大。因此，心理护理非常重要。患者可以进行心理咨询、压力管理等，减轻心理压力，提高生活质量。

（5）健康教育与指导：健康教育可以帮助患者更好地了解自己的病情，掌握正确的治疗方法和管理技巧，进一步了解疾病的基本知识、预防并发症的方法、药物治疗的重要性等相关知识。同时，患者及家属可以通过健康教育与指导了解家庭护理和自我管理的方法。

（曾芳芳）

六

更年期
健康管理

28. 为什么有的女性**更年期**表现**不明显**

很多女性更年期时会面临一系列症状，如潮热、失眠、疲劳、头痛等。激素水平的变化可能导致情绪波动，影响睡眠质量，增加患心血管疾病和骨折的风险。此外，更年期女性还可能面临女性生殖系统的问题，如阴道干燥、性欲减退等。这不仅影响生活质量，还可能对心理健康产生负面影响。然而，有些女性在经历更年期时表现出的症状却是相对较轻的，甚至不太明显。这种差异可能归因于遗传、生活方式、心理因素等多种因素。

专家说

部分女性在经历更年期时表现得相对不明显，可能的原因有以下几方面。

（1）遗传因素：遗传因素与激素水平、卵巢储备等生理方面的特征有关，从而影响更年期的表现。某些基因可能影响女性对激素波动的敏感性，使她们更容易适应这个生理过程，从而减轻其表现。

（2）生活方式：健康的生活方式可以缓解更年期症状。女性如果保持良好的饮食、适度的运动和足够的睡眠，可能更容易较为轻松地度过更年期，减轻一些症状的严重程度。相反，不良的生活方式可能加剧更年期症状的严重程度。

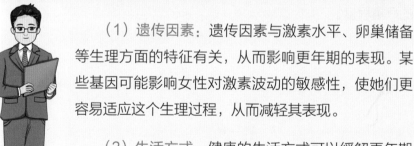

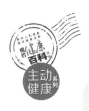

（3）心理因素：个体的心理状态对更年期的影响也很大。女性如果具有积极的心态、较强的心理韧性和适应能力，可能更容易应对更年期的挑战，使其表现不明显。

（4）月经状况：妇女的月经状况也可能对更年期的表现产生影响。女性如果在育龄期有规律的月经周期，可能在更年期时症状较轻。

（5）身体健康状况：一些慢性疾病可能影响更年期的表现。女性如果在更年期前保持良好的身体健康状况，可能对更年期症状有所缓解。

（6）激素水平的波动程度：不同女性的激素水平波动程度可能存在差异。一些女性在更年期时激素水平的波动相对较小，因此症状不太明显。

（7）社会支持：良好的社会支持网络有助于女性更好地应对更年期的挑战。亲属和朋友的陪伴与理解可能降低更年期症状的严重程度。

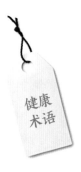

更年期

更年期是指女性进入老年阶段时，由于卵巢功能的逐渐减退，导致体内激素水平波动，并伴随着一系列生理和心理变化的过程。

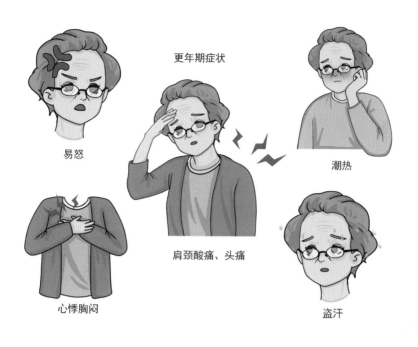

易怒

更年期症状

潮热

心悸胸闷

肩颈酸痛、头痛

盗汗

（曾芳芳）

29. 为什么**更年期**女性 更需要**呵护**

　　更年期是女性生命中的一个重要阶段，通常发生在 40~60 岁。在这个阶段，女性的身体经历了一系列生理变化。因此，更年期女性需要更多的呵护，不仅包括医学上的治疗和关怀，还包括生活方式的调整和心理健康的关注。

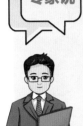

专家说

为更年期女性提供全方位的呵护，关注她们的生理和心理健康，提供社会支持和理解，是促进女性全面健康和幸福的重要举措。

（1）定期开展健康检查，接受女性健康指导：定期体检自查，帮助女性了解自己生殖器官的健康状况，早发现和早治疗各种妇科疾病。开展宣传教育和知识指导，重视女性身心健康问题。

（2）采取健康生活方式，注重健康饮食搭配：更年期女性应养成规律的作息，保持心情舒畅；改变不良生活习惯，避免熬夜、憋尿、久坐；坚持参加户外运动，促进机体代谢，多与医生进行沟通，确定运动方式及强度；注重饮食结构多样化，多补充钙和维生素 D。

（3）开展心理卫生指导，正视更年期心理健康：发现更年期女性出现心理健康问题时，要建议其及时向医生、朋友或亲人倾诉烦恼，进行心理调适。提供心理健康支持，鼓励女性关注自己的内在价值，建立积极的生活态度。

（4）提供社会支持，给予理解和尊重：女性可能需要更多的理解和支持，包括家庭成员、同事和社会的关怀。应创造一个支持女性平衡工作和生活的环境，提供灵活的工作安排和相应的福利政策。

（5）药物治疗：女性绝经后，慢性病呈高发趋势，容易出现高血压、糖尿病、血脂异常、冠心病、骨质疏松等慢性疾病以及盆底功能障碍、妇科肿瘤、焦虑抑郁等相关问题，必要时应进行药物治疗。

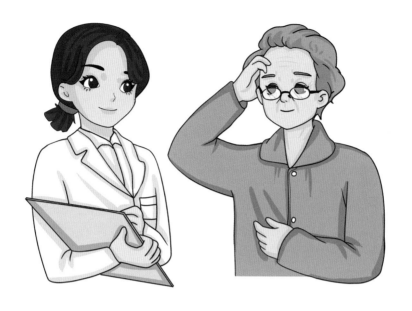

（曾芳芳）

30. 为什么**男性**也会经历 **更年期**

　　随着社会对健康的关注度不断提升，人们对于更年期的了解也逐渐深入。然而，男性的更年期常常被人们忽略。这引发了值得深入研究的问题：男性也有更年期吗？研究表明，30%~40% 的中老年男性会出现不同程度的更年期症状和体征。

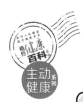

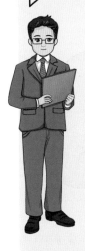

男性更年期的年龄范围及持续时间

男性更年期通常从 40~55 岁开始出现，具体的发生年龄因人而异。如果出现男性更年期症状，一般的过程可能会延续 5~10 年。

男性更年期的主要表现

最常见的是性欲下降和勃起功能障碍，勃起功能障碍表现为阴茎勃起困难或无法维持勃起；情绪变差，容易疲倦、生气、烦躁，甚至抑郁，还可能感觉自己的头脑不够灵光，空间定位能力也变差了；身体肌肉和四肢的力气减弱，体毛减少，皮肤变薄、颜色变化；容易发生骨折。

男性更年期的高发人群

（1）经常熬夜者：长时间熬夜容易造成内分泌紊乱，体内睾酮分泌量减少，使男性出现较为明显的更年期症状。

（2）经常大量吸烟者：长期吸烟会对器官造成伤害，影响血管和免疫系统的正常工作。久而久之会导致多种不良症状，容易发生更年期综合征。

（3）缺乏运动者：缺乏运动可能导致体内脂肪过多、身材肥胖，使内分泌功能受到影响，容易发生更年期综合征。

男性更年期的应对策略

可以采取以下行为来缓解这一时期的不适。

（1）保持平和心态，积极面对压力，减少情绪波动。

（2）养成健康的生活习惯，规律的锻炼、均衡的饮食和充足的睡眠十分重要。注意饮食，多吃蔬菜、水果，少吃油腻食物，戒烟戒酒。

（3）维持和谐的夫妻生活，适度性生活有益身心健康。

（4）定期体检，预防疾病的发生。

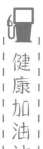

健康加油站

男性更年期综合征

男性会在 45 岁后出现失眠、健忘、烦躁、抑郁、疲劳、潮热、出汗和性功能减退等情况，这一系列症状通常被称为"男性更年期综合征"。

（曾芳芳）

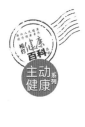

31. 为什么**更年期**时要注意**调养身体**

关键词

更年期　运动　饮食

作为生命的特定阶段，更年期不只是身体发生变化的时期，更是需要特别关注和调整的时期。在更年期的过程中，身体会经历一系列变化，可能对个体的健康和生活产生深远影响。通过关注更年期的调整，人们可以采取积极的健康管理策略，以缓解更年期带来的不适症状，提高生活质量。

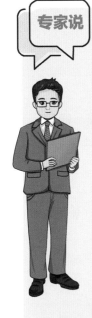

专家说

可以通过以下措施来缓解更年期带来的不适。

（1）保持乐观愉快的心情：要以乐观积极的态度对待自己，积极参与社交活动。为了消除无谓的恐惧和焦虑，了解更年期的症状也很重要。比如失眠、健忘、烦躁、抑郁、疲劳、潮热、出汗，甚至性功能减退，以上症状不仅自己要知道，还要让家人了解、熟知，以便家人给予更多的理解和帮助。

（2）运动锻炼：可以通过一些简单又有效的运动来缓解更年期的症状，如散步、慢跑、做操、舞剑、打太极拳等活动，但不能过度运动和剧烈运动，要量力而行。

（3）合理饮食：饮食上合理营养，选用低热量、低脂肪、容易消化、富有营养的食物；注意荤素搭配、粗细搭配；多食用蛋白质含量高和富含钙、锌、磷、铁的食物，如牛奶、瘦肉、豆制品、鱼肉、禽肉；适量补充钙剂和维生素 D，促进钙及磷的吸收，预防骨质疏松；补充足够的维生素，多吃新鲜蔬菜和水果。

（4）注意卫生，加强自我监测：更年期时容易患一些疾病，特别是妇科肿瘤。为了保持身体健康，应每年进行体检，同时留意自己的身体变化。如果出现停经后的突然出血，或者白带异常呈水状或有臭味，或者感觉腹部有肿块或疼痛，或者乳房外表或感觉异常，应及时到医院检查。通过早期发现、早期诊断和早期治疗，更好地保护自己。

（5）和谐的夫妻生活：和谐的夫妻生活不仅可以促进激素分泌，还能增进感情。但夫妻生活要适度，别让自己太疲劳。

总的来说，虽然更年期可能让我们感觉有些不适，但通过以上的一些小调整，我们可以更好地迎接这个生命的新阶段。

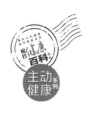

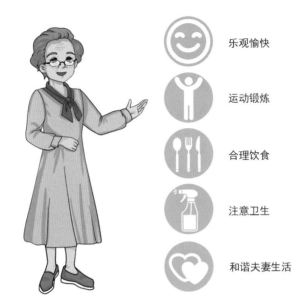

乐观愉快

运动锻炼

合理饮食

注意卫生

和谐夫妻生活

（曾芳芳）

32. 为什么**更年期**需要补充**雌激素**、其他**维生素**或**保健品**

女性在更年期可能会面临一些身体上的变化，这引起了关于是否需要补充雌激素、维生素或者保健品的疑问。

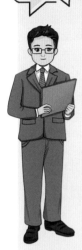

雌激素的补充

雌激素的补充一定要在专业医生的指导和随访下进行。雌激素不像化妆品和保健品，千万不能自己买着吃。

维生素与矿物质的补充

在补充任何维生素或矿物质之前，最好咨询医生或营养师的建议，以确保选择适合自己的剂量和方式。

（1）钙和维生素 D：更年期女性需要增加钙和维生素 D 的摄入，以保持骨骼健康。摄入奶制品、鱼类和多晒太阳是获取这些营养素的有效途径。

（2）B 族维生素：包括维生素 B_6、B_{12} 和叶酸，对神经系统的正常功能至关重要。补充 B 族维生素有助于维持神经系统健康，减轻更年期的焦虑和情绪波动。谷类、绿叶蔬菜和坚果富含 B 族维生素。

（3）铁：补充足够的铁可以帮助提高体力和预防贫血，更年期女性尤其容易发生贫血。红肉、禽类、鱼类和豆类是铁的良好来源。

保健品的补充

（1）选择适当的产品：根据医生的建议选择合适的保健品，确保选择的产品符合个体的健康目标和需求。

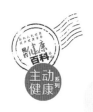

（2）合理剂量：遵循产品说明书上的剂量指导，避免过量摄入任何营养素。如果有任何疑问，最好咨询医生或药师。

（3）全面饮食：保健品不能替代均衡的饮食，仍须注重摄入各种食物，以获得全面的营养。

（4）注意安全性：购买正规厂家生产的保健品，并确保它们符合相关的质量和安全标准。

总的来说，雌激素、维生素和保健品可能是帮助我们保持健康的一部分，但并非唯一。最重要的是保持良好的生活方式，定期进行体检，及时处理身体出现的异常。

（曾芳芳）

七

衰老管理

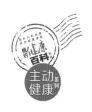

33. 为什么**老年人**会出现**听力**及**视力下降**等问题

老年人普遍面临视力和听力障碍的问题，世界卫生组织估计全球有2.17亿中度至重度视力障碍患者，大多数年龄在50岁以上。2018年数据显示，60~74岁老年人耳聋的发病率为53.65%，而75岁以上老年人发病率高达78.21%。视听障碍不仅影响老年人的活动，还可能对其心理健康、认知能力等多方面产生影响。

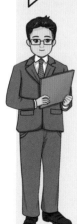

听力下降的原因

（1）耳蜗衰老：内耳中的耳蜗将声音转化为神经信号。随着年龄增长，耳蜗细胞受损，导致老年人对高频声音的敏感性下降，影响老年人听清对话或高音乐曲的能力。

（2）听小骨硬化：中耳内的听小骨（锤骨、砧骨和镫骨）可能会因为钙化和硬化失去弹性，影响声音传导。

（3）听神经退化：老年人的听神经可能出现退化，使得大脑对声音的接收和解释能力减弱，导致老年人在嘈杂环境中难以分辨声音。

视力下降的原因

（1）瞳孔缩小：老年人的瞳孔直径缩小，减少光线进入眼睛，影响视物。

（2）晶状体老化：随着年龄的增加，眼睛中的晶状体老化、厚度改变和弹性下降，导致晶状体透明度降低、混浊。

（3）玻璃体混浊：眼球内的玻璃体透明度下降，影响光线透过和视网膜清晰图像的传输，导致老年人感觉视力模糊。

（4）视网膜退化：视网膜中的感光细胞逐渐退化，可能导致对光线的敏感性降低，使得老年人在弱光条件下视物困难。

除了以上生理性老化导致的老年人视力和听力下降以外，生活习惯、外部环境以及一些疾病（如白内障和糖尿病）也是导致老年人视力听力下降的原因。

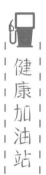

健康加油站

如何应对听力和视力下降

虽然老年人的听力和视力下降是常见现象，但采取一些预防措施可以延缓问题发生，提高生活质量。

（1）定期检查：定期进行听力和视力检查，及早发现问题并采取相应措施。

（2）保持健康生活方式：饮食均衡、适度运动、戒烟限酒等健康生活方式有助于保护听力和视力。

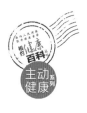

（3）使用辅助设备：对于听力和视力下降，可以使用助听器和眼镜等辅助设备。

（4）保持社交活动：积极参与社交活动有助于活跃大脑，同时也提供了更多的听觉刺激。

（曾芳芳）

34. 为什么要关注

记忆力衰退

您或者身边的亲朋好友是否有这样的经历：经常出门忘记带需要的东西；刚用过的物品就想不起放在哪了；忘记关水、锁门；想不起他人的名字；话到嘴边却突然忘记了……如果生活中经常存在这样的困扰，说明记忆力出现了衰退迹象，对日常学习、工作和生活会产生严重的影响。

随着年龄的增长，记忆力进入不可逆的衰退阶段。此外，行为生活方式如精神压力过大、长时间熬夜、大量饮酒、营养不足等同样已被证实与记忆力衰退相关。因此，我们需要保持健康的生活方式，预防和延缓认知功能衰退，提高个体的工作效率及生活质量。

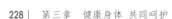

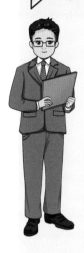

以下习惯有助于延缓记忆力衰退。

（1）定期进行体育活动：每周至少进行 150 分钟骑自行车、健步走等中等强度的有氧运动，或至少进行 75 分钟高强度的有氧运动，或中等强度加慢跑、游泳等高强度运动的等量组合形式。如果由于健康状况不能进行建议的身体活动，应在自身能力和条件允许的情况下，做一些力所能及的、轻微出汗的身体活动，比如做家务。

（2）戒烟限酒：烟草中的尼古丁会损害中枢神经系统，加速记忆力衰退；长期过度饮酒产生多巴胺的神经毒性作用会影响记忆力。因此，建议戒烟，少量饮酒或不饮酒，延缓记忆力衰退。

（3）合理膳食，均衡营养：健康的饮食可以有效预防认知障碍。如每天摄入至少 12 种食物；每天至少吃 5 份水果和蔬菜；每天食用少于 5g 盐且使用碘盐；食用坚果和橄榄油等食物。

（4）保证充足的睡眠：失眠和睡眠不足会增加记忆力下降的风险。每天应保持 7~9 小时的充足睡眠，避免熬夜，确保大脑得到充分休息。

（5）预防慢性病，积极配合治疗：日常生活中，保持健康的生活方式，注意控制体重，加强体育活动，可以有效预防高血压、高胆固醇、糖尿病、肥胖以及听力下降等问题。如有上述疾病应及时就医，积极治疗，控制疾病。

（肖千一）

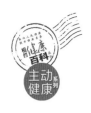

35. 为什么家庭要关注对

失智老年人的照护

目前，对失智老年人的治疗尚无特效药，主要以照护为主。但我国当前失智老年人的专业照护机构以及照护人员不足，大多数失智老年人仍居家生活，主要依靠家庭成员照料，这给家庭带来了极大的困难。

居家照护失智老年人应当从帮助料理老年人的日常起居、饮食和安全及改善居住环境、适时心理调护、提高老年人功能训练等方面着手。

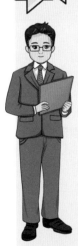

失智老年人的家庭照护具体主要包括以下几方面。

（1）日常护理：家庭成员应当协助老年人合理而有规律地生活，使之生活接近正常规律，维持良好的个人卫生习惯。此外，在老年人身体条件允许的情况下尽量带其进行文娱活动，如逛公园、散步、做保健操等规律且适当的运动；对于行动不便的老年人，可以教做一些摆动上肢、手指操等训练；家人陪伴失智老年人一起进餐、聊天；通过一起翻看和谈论老照片、故地重游等方式激发老年人对过去事件或经历的回忆；进行剪纸、简单计算、识记物品并归类等感官和认知刺激活动。

（2）睡眠护理：失智老年人通常有睡眠障碍，要尽可能让其生活在熟悉的环境中，避免突然变换住所及居室的布局和物品。如果必须变换住所，尽量在居室内保留老年人熟悉或喜欢的物品，如老照片、纪念品等，帮助老年人辨识周围环境。

（3）安全照护：加强吞咽功能的仪器和非仪器康复功能训练，饮食避免固液同服。同时，注意失智老年人的烫伤、跌倒、交通安全、用电安全、煤气安全等安全问题，以及防走失、用药安全等。

（4）适老化改造：由于认知功能下降，一些常用的生活用具可能不适合失智老年人，家庭成员可将居家环境进行适老化改造，增加一些智能辅具（如助行器、智能药箱、GPS 定位手环等），以提高老年人的生活自理能力。

（5）心理护理：失智老年人通常会在日常活动、人际交往和处理事情上缺乏兴趣，出现抑郁或焦虑等心理问题。家庭成员应当使用简单的语句，在努力控制并保持自己情绪稳定的情况下与失智老年人交流，解决其心理上的问题，帮助其消除不必要的思想顾虑，促进疾病的稳定与缓解。

（6）功能训练：开展以作业或活动为形式的居家认知功能维持与训练，包括记忆力训练、定向力训练、语言交流能力训练、视空间与执行能力训练以及计算能力训练，如空间记忆、计算和闪记、工作记忆等。每天实施 1~2 次，每次 20~40 分钟，每周 5~6 天。

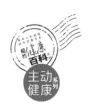

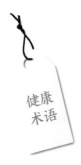
老年人 跌倒 意外伤害

老年失智

老年失智又称老年痴呆，是指老年人认知领域中的记忆、注意、语言、执行、推理、计算和定向力等功能的一项或多项受损，伴或不伴精神行为症状，导致日常生活能力下降，不同程度影响患者的社会功能和生活质量，严重时由于各种并发症导致患者死亡的一组疾病。

（肖千一）

36. 为什么在家中要
预防**老年人跌倒**等
意外伤害

随着人口老龄化的加速，老年人的健康和安全问题越来越引起人们的关注，每年约有 30% 的老年人发生跌倒，尤其是在家庭环境中。老年人发生跌倒会造成诸多不良后果，严重影响老年人的生活质量。老年人作为跌倒发生的高危人群，预防跌倒至关重要。

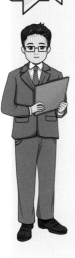

专家说

以下建议可帮助您创建一个安全而舒适的家庭环境，预防老年人跌倒，帮助老年人远离危险，享受安全、快乐的生活。

（1）保持室内环境整洁：及时清理地面上的杂物，避免电线和其他障碍物阻碍通行，并确保地面平整，及时修复破损的地面，以降低滑倒的可能性。

（2）安装防滑地毯和摩擦力大的地板：选择不易打滑的地毯或防滑垫，有效降低跌倒风险。也可以考虑使用摩擦力大的地板，如防滑瓷砖，特别是在浴室等潮湿的区域。

（3）安装扶手和栏杆：在楼梯、浴室等可能存在高低差的地方安装扶手或栏杆，以便老年人在行走时可以更好地支撑自己，降低跌倒发生的风险。

（4）明亮的照明：家中的每个角落都要确保有足够的光线，尤其是在夜间。必须使用夜灯以提供足够的照明，使老年人在夜间的行走更加安全。

（5）防滑浴室和厕所：浴室和厕所是跌倒的高发区域。在浴室中使用防滑垫，安装扶手，或使用防滑地砖，确保浴室地面能够迅速排水，减少湿滑的可能性。

（6）定期体检和健康检查：定期的健康检查有助于发现潜在的健康问题，应特别关注老年人的视力和听力，因为这些问题可能导致老年人失去平衡、发生跌倒。

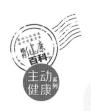

（7）穿合适的鞋子：选择合适、平稳并具有良好支撑力的鞋子。避免穿着滑板鞋或鞋底磨损过多的鞋子。

（8）使用辅助设备，如手杖或助行器：让老年人使用手杖或者助行器等辅助设备，为其提供额外的支撑力，有助于老年人平稳行走。

（9）定期锻炼和保持活动：定期锻炼可以使老年人保持肌肉力量和平衡感，降低跌倒发生的可能性。散步、打太极拳等都有助于保持身体健康和活力。

（10）保持密切沟通：与老年人保持密切沟通，了解他们的需求和状况，从而更好地提供支持和关爱，帮助其在家中更加安全地生活。

（曾芳芳）

八

家庭
小药箱

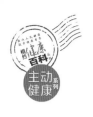

37. 为什么要**正确服药**

随着经济的发展和社会的进步，人们可以通过更便捷的方法获得药品，同时可以通过信息化手段获取很多用药相关的信息。然而，与用药安全相关的事件仍然时有发生。服用药物过多、没有采用合适的方式服药、不合理补服漏服药物，这些都可能影响用药安全。

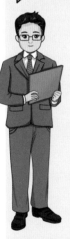

合理用药须遵循"5R"原则，即正确的患者、正确的药物、正确的剂量、正确的时间和正确的用法。

（1）正确的患者：大部分药品适用于多数成年人。但特殊人群，如儿童、青少年、老年人、孕妇、哺乳期女性，以及肝肾功能不全或合并多种疾病的患者，部分药品须禁用、慎用或调整剂量，需要在用药前向专业医务人员咨询，不可盲目购买使用。

（2）正确的药物：同一通用名的药品可能有多种剂型、规格。例如硝苯地平片、硝苯地平缓释片（Ⅰ）、硝苯地平缓释片（Ⅱ）、硝苯地平缓释片（Ⅲ）、硝苯地平缓释片（Ⅳ）、硝苯地平控释片的通用名称都是"硝苯地平"，但不同剂型和规格的药物作用持续时间、服药次数存在差异。如果错误使用，可能无法达到预期的疗效，甚至带来安全性风险。

（3）正确的剂量：有些药物用于不同适应证或不同人群时，初始用药剂量、维持剂量或用药频次不同。在肝肾功能不全的患者中，一些经过肝脏或肾脏代谢或者对肝肾功能有影响的药物可能需要减量使用。如果用药剂量过大，可能导致肝肾功能不全加重或药物在体内蓄积，严重时可能危及生命。

（4）正确的时间：部分药物的用药时间是遵循饮食规律或者人体节律的。例如门冬胰岛素是一种速效胰岛素，在三餐前使用可以让胰岛素浓度快速升高，以降低餐后血糖。泼尼松等糖皮质激素一般推荐在早晨 8 点使用，以便与人体正常分泌肾上腺皮质激素的节律重叠，避免造成节律紊乱。

（5）正确的用法：有些药品被制成肠溶制剂，例如阿司匹林肠溶片。肠溶制剂一般需要空腹口服，以减少胃中食物对肠溶包衣造成的破坏，使药品能够直接到达小肠；肠溶包衣在小肠溶解后，药物能更好地吸收。如果饭后再服用，或者咬碎、掰开服用，可能影响用药的效果，甚至刺激胃黏膜。缓释片、控释片一般要求不可掰碎、碾碎服用，否则无法达到缓释控释的效果。但琥珀酸美托洛尔缓释片、丙戊酸钠缓释片等中间有刻痕的药片，可以从中间掰开服用。

总之，正确用药是保障药物安全、有效的前提。当不清楚如何使用药物时，可以咨询专业医务人员获取权威的用药信息。

（徐　璟　易湛苗）

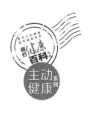

38. 为什么**感冒**不能"硬抗"

关键词

上呼吸道感染 药物治疗 免疫力

感冒时，当咽痛、鼻塞、咳嗽和打喷嚏接踵而至，我们往往陷入一种困扰：是坚持"扛着"，依靠自身的免疫力与病原体抗争，还是及时就医并使用药物治疗呢？

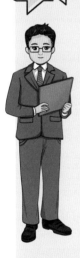

专家说

感冒的原因

首先，我们需要深入了解感冒的根本原因。感冒在医学上称为"上呼吸道感染"，通常由多种病原体引发。感冒的典型症状包括打喷嚏、咳嗽、咽痛、鼻塞和流涕，有时伴随轻微的头痛、疲劳和发热。由于某些病毒在寒冷的环境中更容易传播，因此冬季感冒的发病率较高。

"扛着"，还是就医吃药

当感到身体不适时，是否需要"硬抗"呢？对于大多数健康的成年人而言，若只是出现轻微的感冒症状，通常无须特殊治疗，因为成年人的免疫系统足以对抗常见的导致感冒的病原体。在这种情况下，保持充足的休息、多饮水、注意保暖，并结合病情适量使用缓解症状的药物（如解热镇痛药）来缓解不适是完全可行的。症状通常会在一周左右自行缓解。然而，如果症状十分严重，比如持续高热或者超过一周而症状毫无改善，应当考虑就医。

对于一些特殊人群，如免疫系统较为脆弱或慢性疾病如哮喘、糖尿病、心脏病等患者，以及婴幼儿、老年人，需要更谨慎，及早就医显得尤为重要。医生可以评估症状，提供专业的建议，并根据需要推荐适当的药物治疗。

感冒的治疗

感冒的治疗主要考虑两个方面：增强免疫力和对症治疗药物的使用。免疫力是身体对抗病原体的第一道屏障。保持均衡的饮食、充足的休息和适量的运动有助于增强免疫力。然而，当免疫系统未能迅速战胜病原体时，及时使用药物能有效缓解症状、降低并发症的发生风险。在考虑是否使用药物时，必须注意药物的种类和使用方法。一些药物可以缓解症状，例如解热镇痛药可降低体温并减轻头痛。然而，不同的药物成分不同，且可能含有同一种成分，在选择药物时最好在医生或药师的指导下进行。自我服药时，务必遵循正确的用药剂量和用药次数，避免不良反应。

总体而言，对于轻微的感冒，可以选择通过适度休息、充分饮水和注意保暖来缓解症状，但须注意身体的反应。一旦症状加重或持续时间过长，应及时就医并按医嘱使用药物。对于特殊人群或症状较为严重的患者，建议尽早就医。在任何情况下，保持良好的卫生习惯，如勤洗手、避免与感染者密切接触，加强体育锻炼以提高免疫力，都是有效预防感冒的措施。

（王子璇　易湛苗）

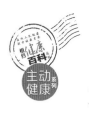

39. 为什么服用**他汀类药物**期间不能食用**葡萄柚**

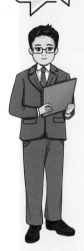

关键词

他汀类药物　葡萄柚　CYP3A4 酶

在服用某些药物期间，吃葡萄柚或饮用葡萄柚汁可能会影响药物在血液中的浓度，例如阿托伐他汀的说明书中注明，葡萄柚汁饮用量过多（每天 750~1 200mL）会增加药物在血液中的浓度（曲线下面积和 / 或最大血药浓度）；辛伐他汀的说明书中注明，应避免与葡萄柚汁联合使用；普伐他汀、瑞舒伐他汀、匹伐他汀和氟伐他汀的说明书中未提及药物与葡萄柚汁之间的作用。

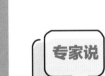

CYP3A4 酶是关键因素

仅部分他汀类药物的说明书中强调了与葡萄柚的相互作用，这与不同他汀类药物在体内代谢的酶有关。研究表明：阿托伐他汀和辛伐他汀经肝脏中的 CYP3A4 酶代谢，且说明书中强调了与葡萄柚的相互作用；氟伐他汀、瑞舒伐他汀和匹伐他汀不经 CYP3A4 酶代谢而经 CYP2C9 酶代谢，普伐他汀不经 CYP3A4 酶代谢，因此这几种药物的说明书中未提及药物与葡萄柚的相互作用。

所以 CYP3A4 酶是关键因素。研究也证明，葡萄柚中含有一种呋喃香豆素类的物质，会抑制 CYP3A4 酶的活性，导致阿托伐他汀和辛伐他汀在体内的药物浓度过高，增加肌痛、肝功能异常等不良反应的发生风险。所以，患者在服用阿托伐他汀和辛伐他汀期间，最好不要食用葡萄柚，以免发生药物不良反应。

服药期间可以吃其他柚子吗

柚类中存在低含量呋喃香豆素与高含量呋喃香豆素的种质。尽管目前他汀类药物的说明书中未均强调与柚类的相互作用，但由于呋喃香豆素类物质不稳定，在一定条件下可以相互转化，而且呋喃香豆素类物质的含量与周围的生长环境等因素有关，无法准确识别柚类中呋喃香豆素类含量高的品种，故不建议患者在服用阿托伐他汀或辛伐他汀期间食用柚类，包括沙田柚、琯溪蜜柚、文旦柚和龙安柚等。

健康加油站

他汀类药物的服药建议

（1）服药前，一定要仔细阅读药品说明书，有疑问应咨询医生或药师。

（2）CYP3A4 酶在体内的含量因人而异，即呋喃香豆素类物质对人体的影响并不相同，可能很少的呋喃香豆素类物质就会造成很大的影响。

（3）饮用果汁前，记得检查食品标签，看是否含葡萄柚汁或柚类果汁。

如果不经意间食用了葡萄柚，也不必过于惊

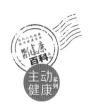
慌，要看食用的时间和量。比如，患者前一天晚上服用了辛伐他汀，而第二天早上饮用了少量葡萄柚汁（200mL 左右），则影响不大；每周食用少数几次，每次不超过半个葡萄柚，影响也不大。但是，如果每天饮用的量较大（600mL 左右），则会使辛伐他汀酸（辛伐他汀在体内的主要活性代谢产物）的血药浓度曲线下面积增加 4.5 倍，应避免。至于阿托伐他汀，研究显示，每日饮用 300mL 左右的葡萄柚汁对阿托伐他汀的体内浓度影响较小。

（易湛苗）

40. 为什么**家庭药箱**中的药物需要遵医嘱使用

许多家庭有应对常见疾病和小病小痛的常备家庭药箱，通常包含用于处理日常小伤口、轻微创伤或常见疾病的药物和医疗用品，如解热镇痛药、抗菌药物、外用药等。这些药物在特定情况下可以快速缓解症状，但却不是万能的"灵丹妙药"。在使用家庭药箱中的药物时，建议咨询医生或药师。

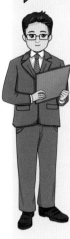

（1）保证用药安全：药物是治疗疾病的有效手段，但用药不当却可能带来不良反应甚至造成严重的健康问题。专业的医生／药师能够根据患者的具体健康状况以及药物的特性，评估用药的必要性和安全性，制定包括用药剂量和使用频率的用药计划。医生／药师的建议也能够尽可能避免药物之间的相互作用风险，保障联用药物的安全性。

（2）防止误用和滥用：有些药物容易发生误用和滥用，如止痛药、抗菌药物等。抗菌药物对细菌感染有效，而常见的感冒大多由病毒感染所致；若在感冒时随意使用抗菌药物，不仅治疗效果有限，还可能增加细菌的耐药性。不同的症状和疾病需要不同的药物治疗，医生／药师能够根据具体病情给予正确的建议，避免盲目使用药物。

（3）及时和准确诊断：自我诊断往往是不准确的，可能会掩盖真正的疾病。有些疾病的症状可能非常相似，这就需要医生进行全面评估和准确诊断。只有正确的诊断，才能进行正确的治疗。盲目地自我诊断并使用家庭药箱中的药物可能会延误最佳治疗时机。

（4）有效控制疾病：在医生／药师的指导下使用药物有助于更有效地控制疾病的进程。特别是慢性病患者，需要长期且规律地服药，否则可能影响治疗效果。医生／药师可基于专业的医学知识和患者个体的身

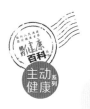

体状况制定用药方案。患者的年龄、性别、过敏史、慢性疾病等因素都会影响药物的选择和使用。医生／药师可以基于疾病的病程和严重程度等制定个性化的治疗方案。

（5）药物的有效期管理和存储：需要妥善存储药物，并及时处理过期药物。药师能够提供药物保存条件和有效期的专业建议。药物一旦过期，可能会发生分解变质，导致失去疗效甚至产生有害物质。因此，了解药物正确的保存方法并注意有效期，是确保药物安全有效使用的重要一环。

总体而言，虽然家庭药箱是应对突发健康问题的有力工具，但是药物的使用须遵照医生／药师的建议，以保障用药的安全性和有效性。健康不容忽视，用药切记谨慎。

（王子璇　易湛苗）

41. 为什么**生病**时最好不要 **自行买药用药**

日常生活中，生病自行买药治疗的情况常有发生。但无论是"小毛病"，还是"久病成医"，都建议患者咨询医生或者药师后用药。

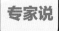

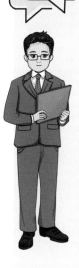

（1）自行用药可能延误最佳治疗时机：感冒发热时，总少不了使用"消炎药"。大家口中的"消炎药"，往往指的是抗菌药物。抗菌药物在日常生活中滥用的现象较为常见。抗菌药物的种类较多，包括 β- 内酰胺类、氨基糖苷类、大环内酯类、四环素类等。其中的 β- 内酰胺类抗菌药物，包括青霉素类和头孢菌素类。能够导致感冒发热的病原体众多，而不同种类的抗菌药物抗菌谱不同。滥用抗菌药物，有时不仅起不到治疗的效果，反而会由于细菌对特定抗菌药物产生耐药性而延误最佳治疗时机。此时就需要使用更高剂量或者不同种类的抗菌药物来治疗感染，这可能导致治疗失败、病情恶化以及医疗成本的增加。

（2）用药剂量不当易引起不良反应：患者自行服药时，通常都会参考药品说明书。然而，药品实际的用法用量需要结合患者的身体状况、疾病进展确定，才能达到最佳的治疗效果。如果是儿童、老年人、肝肾功能受损者等特殊人群，用药剂量更需要仔细进行调整。例如，儿童用药剂量的调整需要综合考虑体重、年龄等多方面因素，老年人的常规用药剂量往往不宜超过成人常规剂量的 3/4。药物超量使用等导致的不良反应会对身体造成损伤，如大剂量使用对乙酰氨基酚易致肝功能损害，长期或大量应用地塞米松易并发真菌、细菌和病毒等感染。

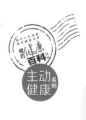

（3）药物 - 药物、药物 - 食物存在相互作用：一些慢性病患者往往会同时服用多种药物，然而，药物之间存在药物相互作用。例如，奥美拉唑是一种酶抑制剂，能够抑制 CYP2C19 药物代谢酶而影响氯吡格雷的代谢活化作用，影响其发挥抗血小板聚集的作用。另外，药物和食物之间也会发生相互作用。使用头孢类抗菌药物时，应避免饮酒，以免发生双硫仑样反应。贫血患者使用铁剂时，建议不要与牛奶同服，以免导致药物与牛奶的吸收减少。因此，在服药期间，患者应注意遵照医生或药师的饮食建议，在确保用药安全的同时，以期获得最佳疗效。

（张智华　易湛苗）

42. 为什么不能使用**过期药品**

药品的有效期是指药品在一定的贮存条件下，能够保持合格质量的期限。

大部分药品的有效期在包装上直接标注：①标注到月，则表示药品可以使用到该月月底；②标注到日，则表示药品可以使用到该日。

药品有效期标注格式

标注	包装上的有效期	实际使用日期
有效期至（年月）	2024 年 01 月	2024 年 01 月 31 日
有效期至（年月日）	2024 年 01 月 19 日	2024 年 01 月 19 日

也有一些药品在包装上标注失效期：①标注到月，则表示药品可以使用到该月的上一个月月底；②标注到日，则表示药品可以使用到该日的前一天。

药品失效期标注格式

标注	包装上的失效期	实际使用日期
失效期至（年月）	2024 年 02 月	2024 年 01 月 31 日
失效期至（年月日）	2024 年 01 月 19 日	2024 年 01 月 18 日

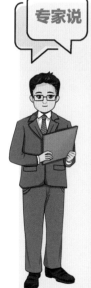

专家说

　　药品一旦超过了有效期，有效性和安全性就难以保证，不但可能达不到预期的治疗效果，还可能因为变质分解产生新的化学物质，对人体造成危害。例如，青霉素过期后，会裂解产生无药理活性的青霉烯酸和青霉噻唑酸，患者使用后不仅不能治疗疾病，甚至可能发生过敏性休克、荨麻疹等严重不良事件。即便是不经过胃肠道代谢的外用药，过期后使用也有一定风险，如导致接触性皮炎等。

　　因此，无论过期药品的外观是否完好无损，均不建议使用。

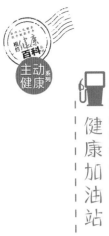

过期药品如何处理

如果不慎服用了过期一两天的药品，建议大量饮水，促进药物在体内的代谢和排泄。若使用后身体有明显不适或出现恶心、呕吐等症状，建议及早就医。

为了避免误服过期药品，首先，可以减少家庭的药品储备，提高药品的利用率。其次，定期检查家庭药箱，及时清理过期药品。过期药品请勿随意丢弃，可以放置在有害垃圾桶或社区、药店和医院设立的过期药物回收点，避免造成环境污染。

若发现近效期药品（有效期在 6 个月内），可以在外包装上做好标记，放在家中显眼的位置，在需要时即可优先使用。

（张智华　易湛苗）

43. 为什么**感冒药**不能**混合使用**

绝大多数的普通感冒都由病毒感染导致，感冒期间身体就是体内免疫细胞和病毒交战的"战场"。为了战胜病毒，免疫系统使出各种招数对抗，而身体呈现出来的发热、咳嗽、流鼻涕、乏力等症状都是免疫系统为了战胜病毒而做出的反应。

目前大部分常用的感冒药都是复方制剂，含有解热镇痛、止咳以及缓解鼻塞、打喷嚏、流鼻涕等药物成分，以缓解一系列症状。因此，大部分感冒药都是对症治疗，不能从根本上治愈感冒。大把大把地服用感冒药并不能直接杀灭病毒使身体迅速康复，反而可能给身体带来更多负担。

感冒药混用可能造成的危害

（1）急性肝损伤：感冒药种类繁多，大部分感冒药都含有一种成分——对乙酰氨基酚，而该成分正是导致肝损伤的"元凶"。国家药品监督管理局规定，成年人每天服用对乙酰氨基酚不得超过 2g，如果同时使用两种及以上含有对乙酰氨基酚的药物，容易造成对乙酰氨基酚摄入过量，导致急性肝损伤，严重时会引起肝衰竭甚至死亡。

（2）急性肾损伤：感冒药中所含的解热镇痛类成分如对乙酰氨基酚、阿司匹林、布洛芬等经肾脏排泄，混合过量服用也可能导致急性肾脏损伤，增加急性肾衰竭的风险，危及生命。

（3）胃黏膜损伤：感冒药的主要成分之一是非甾体抗炎药，这类药物可损伤胃黏膜上皮层，破坏胃黏膜正常的生理屏障。过量服用非甾体抗炎药容易导致急性胃黏膜病变，进而出现胃出血、胃黏膜糜烂等。

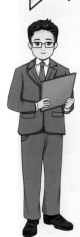

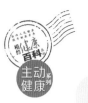

（4）过敏性休克：感冒药成分复杂，有些人可能会对感冒药中的某些成分过敏，出现过敏反应。如果同时服用多种感冒药，可能增加过敏反应的风险或加重过敏的程度，出现皮疹、呼吸困难，甚至过敏性休克等表现。

（5）心血管系统不良反应：伪麻黄碱可收缩血管，减轻鼻部充血、鼻塞症状，是复方感冒药中很常见的成分。但过量服用伪麻黄碱，容易引起心血管系统的不良反应，如心悸、高血压、心律失常等。

总之，服用感冒药时，一定要仔细阅读说明书，避免同时服用几种含有同一种成分的感冒药，以免因药物过量而引发不良反应。

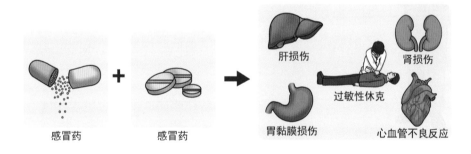

感冒药　　　　　感冒药　　　　　肝损伤　　肾损伤　　过敏性休克　　胃黏膜损伤　　心血管不良反应

（穆　莉　易湛苗）

44. 为什么**老年人**更需要关注**用药安全**

我国是全球 60 岁以上老年人数量较多的国家之一。随着年龄的增长，老年人的身体状况变得更为复杂，常同时患有多种慢性疾病，如高血压、糖尿病、冠心病、慢性呼吸系统疾病等，需要长期使用多种药物进行治疗，老年人的用药安全已成为我国社会关注的焦点。

老年患者为什么比较特殊

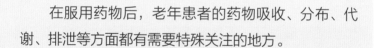

在服用药物后，老年患者的药物吸收、分布、代谢、排泄等方面都有需要特殊关注的地方。

（1）吸收：老年人胃酸分泌减少，胃肠蠕动减慢，可能导致药物吸收速率变慢，药物起效时间延长。

（2）分布：老年人体内脂肪比例增加，水的比例下降，药物在体内的分布容积可能减小，从而导致药物浓度升高，增加药物不良反应的发生风险。

（3）代谢：老年人的肝脏对药物代谢的速度变慢，可能导致药物在体内的清除速度减缓，造成药物蓄积，增加了药物不良反应的发生风险。

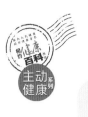

（4）排泄：老年人的肾脏血流速度下降、过滤速率减慢，导致药物的排泄受到影响，使药物在体内蓄积。

（5）药物间相互作用：老年人同时使用多种药物时，药物的代谢和排泄路径可能相互影响，导致不良反应发生或药物疗效改变。

（6）个体差异：老年人的药代动力学参数（如吸收、分布、代谢、排泄）在不同个体之间可能存在显著差异。因此，老年人用药需要更加个性化，根据具体情况调整药物治疗方案。

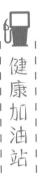

健康加油站

老年人合理用药须知

（1）遵医嘱，询药师，提高用药依从性：按照医嘱服药，不随意增减、更换药物。如果在用药方面存有疑问，可咨询临床医生或药师。

（2）受益原则：老年人在选择药物时，要考虑药物的有效性、安全性、经济性等因素，权衡用药的获益和风险，在获益大于风险时，才考虑用药。

（3）5 种药物原则：老年人往往多病共存，一般建议同时用药不超过 5 种。如果病情需要，可以根据需要适当放宽，但应尽可能减少用药的种类，以减少药物相互作用的风险。

（4）小剂量原则：《中华人民共和国药典（2020

年版）》规定，老年人的用药量为成人的 3/4。一般开始用成人剂量的 1/4~1/3，遵循从小剂量开始、逐渐达到适宜个体最佳剂量的原则。

（5）择时原则：根据昼夜节律和药物自身特点确定最佳的用药时间。如大部分患者在清晨 8~9 点和下午 4~6 点会有血压高峰，夜间血压可能显著下降，因此降压药物一般清晨服用。

（6）及时调整用药：老年人用药期间，应密切观察。当出现新的症状时，应鉴别是药物的不良反应还是病情进展所致。前者应停药，后者则应加药。

（叶晓梅　易湛苗）

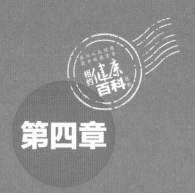

第四章

温暖之家 用心关爱

小宝贝的
大心事

1. 为什么孩子会发生**孤独症**

孤独症，又称自闭症，两者并没有区别，只是对同一概念的不同叫法。国内在学术研究、出版刊物及官方说法上统一称为孤独症。全球每 100 个儿童中就有一人患孤独症。2022 年我国儿童孤独症的发病率为 0.7%，14 岁以下的孤独症儿童约有 200 万。

孤独症是一组与大脑发育有关的疾病，会影响儿童的社会交往、沟通能力和行为表现。孤独症包含两大核心障碍，第一是社交互动和沟通障碍，表现为不能维持对话、缺少分享、不会使用和理解肢体语言、不理解表情或表情缺失、无法适应社交情境、对同龄人缺少兴趣等；第二是兴趣或活动范围狭窄以及刻板重复的行为，主要表现为重复的活动和语言、固定的兴趣、对不寻常的物品感兴趣、对某些物品过度高敏或低敏等。

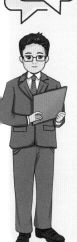

专家说

孤独症的确切病因尚不清楚，但现有科学证据表明，遗传和环境因素可能影响儿童患孤独症的风险。如果一个家庭中有一个孩子患孤独症，那么其他孩子的患病风险会明显增加。双生子研究也表明，孤独症具有一定的遗传倾向。此外，环境因素也可能影响儿童孤独症的发病风险，包括母亲怀孕期间是否暴露于某些化学物质或药物、早产、产程并发症等情况。

早期识别和干预对孤独症儿童至关重要。在儿童期的早期，孤独症的症状就已经能被观察到，但通常

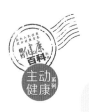

很久以后才能被诊断。每个孤独症儿童的能力和需求各不相同，且会随着时间发生变化。早期诊断有助于为孤独症儿童制定更有效的治疗计划和提供支持。早期干预和治疗则可以更好地帮助孤独症儿童适应社会环境，改善生活质量。

孤独症症状

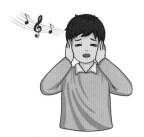

对一些声音反应过激，
情绪失控

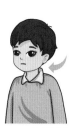

回避或没有眼神交流

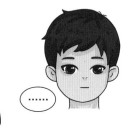

到了2岁，还无法说出
一个明确的单字

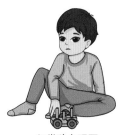

经常独自玩耍

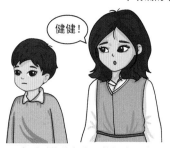

当呼叫他的名字，他没有回应

（虞炎秋）

2. 为什么**不同年龄段**的孩子都可能会有**心理健康**问题

关键词

心理健康 家庭关系

我国大约有 3 000 万未成年人存在各种心理健康问题，而不同年龄段的孩子面临的问题各不相同。比如 3~6 岁幼儿主要存在分离焦虑、因恐惧或适应新环境而感到不安或情绪低落；7~12 岁儿童可能因为学校压力、同伴关系或家庭变化而出现焦虑、抑郁或行为问题；13~18 岁青少年可能因为青春期的变化、学业压力、自我身份认同等问题而面临情绪波动、自卑感或抑郁情绪。这些心理健康问题的产生与孩子身处的环境息息相关。

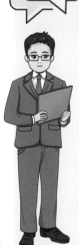

3~6 岁幼儿的心理健康问题主要与家庭和幼儿园的环境相关。一方面，家庭成员、家庭关系、家庭氛围对幼儿的心理健康至关重要；家庭冲突、家庭暴力等问题都可能对幼儿产生负面影响。另一方面，幼儿可能在幼儿园面临适应新环境、与同伴相处等问题，从而引发分离焦虑等心理健康问题。

7~12 岁儿童的心理健康问题主要与家庭和学校的环境相关。对于这个年龄段的孩子，家庭关系和家庭支持仍然很重要，同时须注意家庭变故、家庭冲突等问题对儿童心理健康的负面影响。另外，学校环境中的学业压力、同伴关系是导致该年龄段孩子抑郁和焦虑高发的常见原因。

　　13~18 岁青少年的心理健康问题主要与家庭、学校及社交圈、社会文化等环境相关。在家庭环境中，除家庭冲突和家庭支持等常见因素外，须关注家庭期望对青少年心理健康的影响。另外，学校环境和不同社交圈中存在的同伴关系及学业压力等均会影响孩子的自尊、社交能力及心理健康。同时，青少年较容易受到社会环境的影响，包括社会文化价值观、社会期望等，须注意对该年龄段孩子价值观的正确引导和支持。

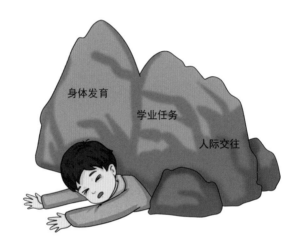

（虞炎秋）

3. 为什么**兄弟姐妹**关系会影响孩子的**心理健康**

随着全面"两孩""三孩"生育政策的实施，我国将会有越来越多的多子女家庭。在这样的家庭中，每个孩子都有自己独特的地位和角色。由于兄弟姐妹关系的影响，多子女家庭的孩子可能会面临一些特殊的心理健康问题，比如对自己家庭地位的困惑，或者因为兄弟姐妹之间的竞争和争执而出现压力和情绪问题等。同时，兄弟姐妹也是孩子重要的伙伴和支持者，也可能对孩子的心理健康产生积极影响。

专家说

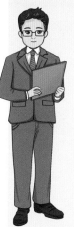

在多子女家庭中，同胞兄弟姐妹的出生顺序往往决定了他们的角色和功能。长子长女通常需要承担更多的责任和期望，有时候需要代替父母照顾弟妹或者做出决定，因此拥有一定的权力和权威。然而，他们也更容易感到缺乏自由或因照顾不当或错误决策而产生愧疚感。家庭中年龄最小的孩子常常是被照顾者或被保护者，较容易形成依赖型人格或自我中心型人格。出生顺序处于中间的孩子通常既没有权力也没有得到过多的关注，容易感到被忽视，这可能会影响他们的自尊心和自信心。

兄弟姐妹的互动关系亦会影响孩子的心理健康。兄弟姐妹之间的不良互动包括竞争、嫉妒、冲突、暴力、排挤甚至孤立等，可能导致孩子产生自卑感、恐

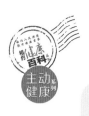

惧和焦虑等负面情绪，长期积累将严重影响孩子的自尊心和情绪健康。相反，如果兄弟姐妹能形成良好的亲密关系，则可以为孩子提供情感支持，帮助他们应对挑战和压力，增强自尊心和自信心。孩子也可以通过兄弟姐妹间的互动找到自己在家庭中的地位，塑造自我认同，并且通过这些互动学习如何处理情绪和表达情感，增强情绪调节能力，促进情绪健康。

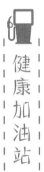

健康加油站

多子女家庭的父母应营造平等、公平的家庭关系，让每个孩子都感到被尊重和重视。同时，父母可以鼓励每个孩子都承担适当的责任，共同培养他们的领导力和责任感。此外，父母须关注孩子之间的互动关系，树立良好的兄弟姐妹关系模范，引导孩子如何分享、尊重、合作和解决冲突，同时避免在兄弟姐妹之间进行比较。

（虞炎秋）

4. 为什么孩子的**心理发育**需要得到**家庭支持**

社会支持是指一个人在社会关系中所得到的各种帮助和支持，比如情感上的关心、实际的帮助以及他人提供的信息等。家庭是孩子最早、最直接的成长环境，也是孩子主要的社会支持来源之一。家庭支持是孩子应对心理发育问题的重要资源之一，能够给予孩子安全感、鼓励和指导，帮助他们建立自信和健康的身心状态，因此，家庭支持对孩子的健康成长至关重要。

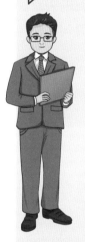

家庭支持对孩子的重要性体现在多个方面，包括情感健康、学习发展、人际关系、适应能力和心理健康等。

（1）家庭支持可为孩子提供情感依靠和安全感。当孩子感受到家庭的支持和理解时，他们更容易建立积极的自我认同和情感体验，减少焦虑和抑郁等负面情绪。

（2）家庭支持可以帮助孩子建立积极的学习态度和正确的价值观，使孩子更有动力去探索世界和学习知识，实现个人潜能的最大化。

（3）家庭支持可转化为孩子与家庭成员之间的良好沟通和合作，这将影响孩子在其他人际互动中的行为和态度，有助于建立健康的人际关系。

（4）孩子在家庭中得到的心理支持可帮助他们更好地应对生活中的挑战和困难。家庭支持还可以增强孩子的心理复原力，使他们更有能力应对各种压力和挫折，更好地适应社会环境的变化。

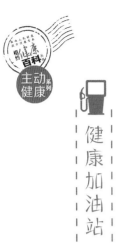

家庭支持可细分为情感支持、物质支持、信息支持和评价支持。

（1）情感支持：表现为家庭成员间相互提供或表达同情心、信任和关怀等，使人在情感上得到满足，比如父母给予孩子关心和信任。

（2）物质支持：表现为家庭成员间相互提供实质的帮助或服务，使人在物质上或技术上得到满足，比如父母为孩子提供生活费和传授生活技能。

（3）信息支持：表现为家庭成员间相互提供信息、建议、咨询、忠告等，比如父母给孩子提供建议，帮助其解决问题。

（4）评价支持：表现为家庭成员之间相互提供有助于个人提高自我评价的信息，包括肯定其价值、正向的社会比较等，比如父母夸奖孩子的优点和潜力，提供积极反馈，促使孩子肯定自我。

（虞炎秋）

5. 为什么**亲子关系**会影响孩子的**心理健康**

关键词

心理健康 亲子关系

有些父母和孩子之间充满温馨和爱，有些父母和孩子之间则很冷漠，这些都是亲子关系的表现形式。亲子关系是指父母与子女之间的情感联系和相互作用，这种关系不仅包括生物学上的亲缘关系，还包括情感、心理和社会层面上的亲密联系和相互影响。在孩子的成长过程中，亲子关系的质量直接影响孩子的心理健康和发展，这与亲子关系的核心要素相关。

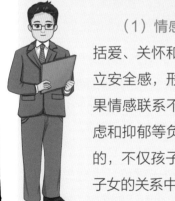

专家说

亲子关系的核心要素包括情感联系、沟通与互动、情感与行为的调节。

（1）情感联系：情感联系是亲子关系的基础，包括爱、关怀和依恋等。良好的情感联系有助于孩子建立安全感，形成积极的自我认知和自尊心。相反，如果情感联系不够或匮乏，孩子可能会产生自卑感、焦虑和抑郁等负面情绪。此外，这种情感的交流是双向的，不仅孩子依靠父母获得情感支持，父母也会从与子女的关系中获得幸福等情感体验。

（2）沟通与互动：有效的沟通是良好亲子关系的关键，包括日常对话、共享经验和解决冲突的能力。良好的沟通有助于父母传递价值观和生活技能，也是

了解孩子的需要和兴趣的重要途径。通过与父母的互动交流，孩子可以学习沟通技巧、培养合作精神和团队意识，从而更好地与他人交往。

（3）情感与行为的调节：良好的亲子关系有助于调节孩子的情感和行为。父母通过设定界限、提供反馈和教育孩子如何管理情感和行为，帮助他们建立积极的情感态度和压力应对能力，促进孩子的心理健康。

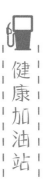

如何培养良好的亲子关系

（1）在孩子的成长过程中，父母双方应该共同参与，使孩子能完整地体验来自父亲和母亲的陪伴和关爱。

（2）父母应该提供高质量的陪伴。仅提供形式上的陪伴并不能建立良好的情感联系和沟通互动，父母应在陪伴孩子的时候放下手机和工作，做到"人在心也在"。

（3）亲子相处时父母不要过于强势，需要关注孩子的心理需求，同时在生活小事上可适时向孩子求助，帮助孩子建立自我认同和成就感。

（虞炎秋）

6. 为什么**隔代养育**的孩子容易出现**心理健康**问题

隔代养育是指孩子由祖父母代替父母照顾和抚养的情况。隔代养育在全球范围内都有发生，较多发生在父母因工作繁忙、经济压力或其他原因无法照顾孩子的情况。在我国，隔代养育是一个比较普遍的现象，尤其在农村地区和城市双职工家庭中更为常见。与非隔代养育家庭相比，隔代养育家庭的孩子更容易出现亲子关系问题、学习和成长受限、认知混乱、行为问题及孤独感、焦虑和抑郁等心理健康问题。

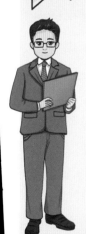

隔代养育家庭的孩子心理健康上面临着一些挑战。

（1）祖父母更习惯使用他们成长时期的教育方式和价值观，这可能不符合现代教育理念，导致祖父母与孩子间存在理解和沟通上的障碍。

（2）祖父母的养育方式可能更加宽容或过度保护，缺乏适当的界限设置和纪律教育，影响孩子的社会适应能力和自我调节能力。

（3）在传统的家庭结构中，父母是孩子的主要养育者，他们通常能提供更广泛的社会支持系统，包括

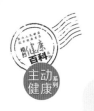

现代教育资源和社交机会等。当孩子由祖父母养育时，这种支持系统可能会减弱，致使孩子在人际关系和学业成长等方面的发展受到限制。孩子也可能对父母的缺席感到失落和困惑，导致情感安全感不足，出现焦虑和抑郁等情绪问题。

健康加油站

如何避免隔代养育给孩子带来心理健康问题，这需要来自家庭、社区和学校等多方面的支持。在家庭层面，应鼓励祖父母和孩子进行开放式沟通，理解彼此的需求和期望，帮助缩小代沟。同时确保孩子得到充分的情感支持，帮助他们处理对父母缺席的感受。祖父母也可以尝试积极寻求和利用外部资源（如图书馆、在线课程等），提升自己的教育水平和方法，更好地支持孩子的学习和成长。在社区和学校层面，可以为隔代养育家庭提供支持小组，帮助他们分享经验、获取信息和资源。提供适合不同年龄段孩子的活动，鼓励祖父母和孩子共同参加，同时为孩子提供社交机会。

（虞炎秋）

7. 为什么要帮助孩子
完成**自我分化**

当孩子面对外界压力时，每个人对压力的敏感程度和自我调节能力都有所不同，这反映了个体之间的自我分化差异。自我分化是指个体在家庭和社会关系中保持独立性和自主性的能力，是个体成熟和心理健康的关键决定因素。

高自我分化的人能够在家庭和社会中保持清晰的个人身份和观点，不容易受到外部压力和情绪的影响，能更健康地处理各种挑战和冲突。相反，低自我分化的个体可能会过度依赖他人的意见和情绪，缺乏独立思考和决策的能力，容易受到外界压力的影响而产生焦虑和困惑。

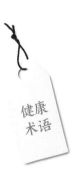

自我分化

根据家庭系统理论，自我分化是指个体在成长过程中将自我从其情感（情绪）所依托的家庭系统中分化出来的过程，主要表现为在家庭关系中保持自我独立和个性化的能力。

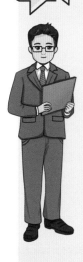

自我分化主要涉及内在关系和外在人际接触两个方面。

内在关系层面，分化是指个体对情绪的识别能力。高自我分化的人可以很好地识别情绪，平衡理性和情绪的关系，做出理性判断，不被情绪影响。而低自我分化的人则不能很好地识别情绪，将理智从情感中分离出来，无法进行理性思考。

外在人际接触层面，分化是指个体在与他人的关系中同时体验到亲密和独立的能力。高自我分化的人能在与他人相处时保持清晰的自我感，面临人际压力时能基于理性去坚守自己的信念。而低自我分化的人则更多地基于自动化的情绪反应，欠缺理智的判断，容易受到外界及他人的影响。

孩子自我分化的基础水平通常与父母和孩子之间未解决的情绪依恋问题直接相关，比如"极易感到受伤害"等慢性焦虑症状。一个人的自我分化水平可能在青春期就已经确定，甚至持续一生。因此，为促进儿童青少年达到高水平的自我分化，父母应该提供适时适当的帮助，比如教导孩子建立和维护健康的个人界限，示范健康的亲子关系，鼓励孩子独立思考，提供安全的依恋环境等，使孩子在成长过程中可以保持独立自主，同时与他人建立健康的亲密关系。

（虞炎秋）

8. 为什么**父母**的**心理健康**问题会影响**孩子**的心理健康

在家庭中，父母的情绪化、焦虑等问题如果没有得到有效处理，可能会在亲子关系中体现出来，影响孩子的自我分化和成长。父母的行为和情绪状态也会成为孩子学习的榜样，影响他们的价值观和为人处世的态度。有些父母将自己不成熟或缺乏分化的状态投射到子女身上，从而影响孩子自我分化的过程，称为家庭投射过程。父母的行为、情感状态甚至心理健康问题等都可能通过家庭投射过程对孩子产生直接影响。因此，父母的自我成熟和自我分化对孩子的身心发展至关重要。

专家说

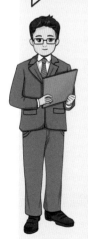

家庭投射过程具有"代际传递"特征，这是指上一代的主观态度、信念、价值观、人格、心理内容等可以通过家庭系统内固有的情绪互动关系，从上一代传给下一代。而且，代际传递也包含某些人格问题和心理疾病的传递，包括抑郁、焦虑、物质滥用等。因此，一个人的心理健康问题是超乎个人的，可归因于整个家庭及家族系统。如果父母存在心理健康问题，其所涉及的所有家庭及家庭成员，既是影响他人的人，也是接受影响的人。家庭投射及代际传递过程在所有家庭中或多或少都有发生，特别是独生子女家庭。在多子女家庭中，投射过程的影响程度与孩子的出生顺

家庭投射 代际传递

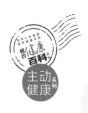

序无关，通常发生在对父母情感依赖最强或者与父母接触最多的孩子身上。孩子受家庭投射过程的影响越少，越有可能发展出高水平的自我分化。

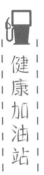

当孩子出现心理健康问题时，应该同时关注其家庭成员和家庭环境，比如鼓励父母或其他家庭成员关注并维护自身的心理健康，创造良好的家庭环境，阻断心理健康问题的投射和代际传递过程。同时，社会也应该为家庭提供更多的心理健康支持和资源，如心理健康知识的健康科普等，帮助家庭更好地履行教育和抚养孩子的责任，共同促进孩子的心理健康。

（虞炎秋）

9. 为什么**孩子**会想和
父母"保持距离"

孩子在成长过程中，有时会表现出想要和父母"保持距离"的情况，比如不愿意分享或交流生活中的事情、要求有自己的独立空间、不愿意接受父母的决策和建议等。这种现象的产生涉及多方面的原因，主要与个体的发展阶段、家庭关系和社会文化因素相关。

孩子想和父母"保持距离"的情况在某些时候是正常的，在某些情况下则可能会导致情感孤立、心理健康问题和社交问题。因此，父母需要在支持孩子追求独立及提供情感支持间找到平衡点。

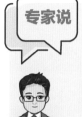

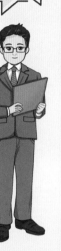

专家说

随着年龄增长开始追求更多的自主性和独立性，这是孩子正常成长过程的一部分。他们可能希望减少对父母的依赖，证明自己的独立性。此外，青春期是孩子个体化的关键时期，开始形成自己独特的个性和价值观。在此期间，孩子与父母在观点和兴趣上可能产生分歧，致使他们和父母保持一定的距离，以确认自己的身份。从家庭关系的角度看，如果一个家庭环境不鼓励开放和诚实的沟通，孩子可能会通过情感隔离来保护自己，避免冲突或伤害。从社会文化的角度看，一些社会或家庭文化高度重视青少年的独立性，致使孩子和父母"保持距离"，以符合社会期望。此外，随着孩子年龄的增长，朋辈群体的影响逐渐增强。孩子可能会减少与父母的互动而增加与朋辈的交往，从而获得朋辈的认可和归属感。

当孩子想和父母"保持距离"时，父母应该怎么办？第一，父母应该理解孩子希望独立和自主的意愿，给予孩子个人空间，不要强迫孩子过多地亲近或依赖。第二，父母可以建立开放的沟通渠道，让孩子知道他们可以随时向父母寻求帮助和支持，保持提供家庭支持。第三，如果父母感到困惑或无法处理时，可以寻求专业心理咨询师或家庭治疗师的帮助。专业人士可以提供更深入的理解和指导，帮助家庭建立健康的亲子关系。

关键词

情感隔离　自主性　个体化

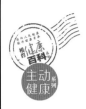

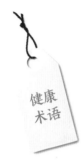

情感隔离

情感隔离是指孩子为了摆脱亲子关系造成的压力而选择和父母拉开距离，既包括地理或空间上的隔离，也包括各种心理障碍。选择情感隔离的人往往更脆弱，出现抑郁、焦虑等心理健康问题的风险更高。

（虞炎秋）

10. 为什么**夫妻关系**紧张会影响**孩子**的**心理健康**

在家庭中，夫妻关系的稳定和谐直接影响家庭氛围和亲子关系。当夫妻之间存在紧张和冲突时，孩子可能会感受到家庭氛围的紧张和不安，从而影响他们的情绪和心理健康，这可以通过"情感三角关系"的概念进行解释。当有孩子的夫妻出现关系紧张的情况时，夫妻双方或某一方会不自觉地将孩子作为关系紧张的理由，从而将焦虑转移到孩子身上，以获得自己心理的平衡，而受到焦虑转移的孩子则可能出现心理健康问题。

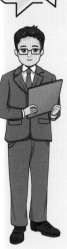

一般来说，当夫妻均为高自我分化的个体或者夫妻关系可以保持稳定时，对孩子的影响并不大。在面临压力时，夫妻中较低自我分化的人会试图将孩子拉进关系，以缓解、转移夫妻关系中的焦虑和压力。夫妻关系对孩子心理健康的影响可能存在以下路径。

（1）情感传递：夫妻关系的紧张可能会导致父母之间的负面情绪传递给孩子，使孩子感到紧张不安，甚至出现抑郁、焦虑等心理健康问题。

（2）情感安全：夫妻关系的紧张破坏了孩子的情感安全感，使孩子感到不安和无力，从而影响孩子的情感发展和自我认同。

（3）行为反应：夫妻关系的紧张会导致孩子出现回避、攻击、情绪化等行为反应，影响孩子的自尊心和社交技能，导致孩子的心理健康问题。

因此，夫妻双方应该重视并维护良好的夫妻关系。通过有效的沟通、理解和尊重彼此的需求，共同解决问题，增进信任和和谐。如果夫妻关系出现问题，应该及时寻求专业心理咨询师或家庭治疗师的支持。专业人士可以提供有效的帮助和指导，帮助夫妻解决矛盾、改善关系，从而维护家庭和孩子的健康和幸福。

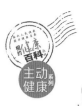

关键词

行为模仿　教育方式　亲子关系

情感三角关系

在人际关系中，最直接的关系是两个人的关系，但两个人的关系系统是不稳定的。当这个系统存在关系焦虑时，第三个人的参与或卷入能减少两个人之间的焦虑并形成新的稳定结构。在家庭的情感三角关系中，一旦两个人的关系面临压力，便会把第三方牵扯进来，两人关系中的焦虑成分可能会蔓延给第三方。

（虞炎秋）

11. 为什么**辅导孩子写作业**不该"**吼**"

在孩子的学习过程中，家长的角色至关重要，他们既是孩子的引导者和支持者，也是孩子的榜样和教育者。辅导孩子写作业是家长在孩子学习过程中的一项重要任务，但有时候一些家长可能会在这个过程中失去耐心，采用比较强硬或情绪化的方式，比如大声呵斥或"吼"。这种方式可能会对孩子的学习、行为健康和心理健康产生负面影响。

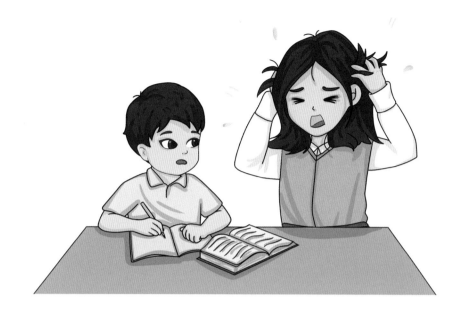

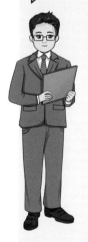

（1）孩子会通过观察和模仿周围的成年人来学习和形成行为，而父母是孩子最早的观察者和学习者。如果父母在辅导作业时经常吼叫或表达出愤怒的情绪，孩子可能会模仿这种行为，将吼叫作为解决问题或者表达情绪的方式。这可能会导致孩子在与他人交往时也采用类似的不良方式，甚至增加其攻击行为的发生风险。

（2）父母的吼叫可能会给孩子带来消极的情绪体验，传递恐惧、焦虑、沮丧等负面情绪。这会影响孩子的情绪调节能力，给孩子造成短期和长期的负面心理影响，如增加压力激素的分泌、增强攻击性、引发焦虑和退缩等。此外，吼叫被视为一种消极的沟通方式，不利于建立积极的家庭沟通模式，长此以往甚至可能导致亲子关系的破裂。

（3）吼叫并不是一种有效的教育方式。研究表明，吼叫并不会产生积极的教育效果，相反，它可能会产生负面影响。吼叫可能会使孩子对学习产生抵触和厌恶情绪，导致学习动力的下降，进而影响学习效果。

辅导孩子写作业不应该采取"吼"的方式。相反，家长可以尝试一些更有效的辅导方法，例如建立良好的沟通和信任关系，给予孩子积极的鼓励和支持，帮助孩子建立学习的信心和兴趣。此外，家长可以与孩子一起制定合理的学习计划，培养孩子的学习方法和学习习惯，让孩子在学习中感受到成功和成就感。同时，家长也可以通过学习一些有效的教育技巧和方法，提高自己的教育水平，更好地帮助孩子解决学习问题。

（虞炎秋）

12. 为什么**父母**应该**尊重孩子**的**隐私权**

随着社会的进步和家庭教育理念的改变，人们越来越重视孩子的隐私权这一问题。在现代社会中，父母逐渐意识到孩子是独立的个体，有权利拥有自己的私人空间和隐私。他们尊重孩子的私密空间，尊重孩子的个人意见和选择，不会随意干涉或窥探孩子的私人事务。

这种行为既符合伦理学的基本原则，也能够增进家庭成员之间的信任和尊重，有利于孩子的身心健康和成长发展。

专家说

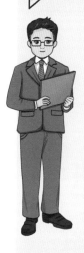

自我决定理论提出，个体需要满足自主、能力和关联三个基本心理需求，才能获得内部动机，从而改善个体的总体机能和身心健康。一方面，自主需求强调个体的自主决策，而非受他人影响。父母尊重孩子的隐私权可以视作父母对孩子自主性的支持，让孩子有机会在私人空间中自主决定和控制自己的行为和信息。这将有助于孩子发展自主性和独立性，培养他们自我管理和自我决策的能力，促进其发展和成长。另一方面，关联需求强调个体能感受到他人的关怀和需求。研究表明，父母尊重孩子的隐私权可以促进亲子关系的信任和亲密度。当孩子感受到自己的隐私受到尊重时，他们更愿意与父母分享信息，并建立更加亲密的关系。上述自主需求和关联需求的满足也会进一步促进孩子的心理健康，减少孩子的焦虑和抑郁，增强他们的自尊心和自信心。

关键词

隐私权　自主需求

健康加油站

父母因为担心孩子而不尊重孩子的隐私权是一种常见的现象，这需要父母平衡好自己对孩子的关心和对其隐私权的尊重。首先，父母可以通过建立信任和开放的沟通渠道来解决担心孩子的问题。与孩子坦诚地交流，使孩子可以了解父母的关心和担忧，同时也

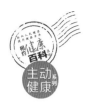

让父母了解孩子的感受和需求。其次，父母可以与孩子一起制定一些适当的规则进行平衡，这些规则可包括家庭成员之间的相互尊重和信任，以及在特定情况下允许父母介入孩子的隐私。最后，如果父母对孩子的情况极度担忧，可以寻求心理健康专业人士或者重要他人的帮助。专业人士可能可以帮助父母更好地理解孩子的需求，并提供适当的建议和支持。

（虞炎秋）

13. 为什么孩子容易**沉迷**于网络和手机等**电子设备**

随着科技的飞速发展，电子设备已经成为孩子们日常生活中不可或缺的一部分。然而，孩子沉迷于网络和手机等电子设备的现象在当今社会越来越普遍。有些孩子长时间沉浸在虚拟世界中，忽视现实生活中的学习和社交。这种行为不仅会影响他们的学习兴趣和学业表现，还可能导致沉迷和成瘾问题，对身心健康产生负面影响。

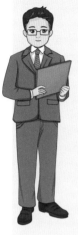

孩子容易沉迷于电子设备的原因主要与心理因素和环境因素相关。

首先，电子设备能够给孩子提供刺激和满足感。游戏、短视频和社交媒体等往往设计得非常吸引人，能够激发孩子的好奇心和兴趣。其次，网络和手机等电子设备为孩子提供了一个逃避现实问题和困难的途径，这种逃避会促使他们产生依赖和沉迷。此外，家庭、学校和社会环境对孩子沉迷于电子设备也有一定的影响。在一些家庭中，父母长时间使用电子设备，或者家庭成员之间缺乏有效的沟通和交流，都可能会让孩子感到孤独和无聊。孩子在网络世界中往往能更自如地进行社交互动，可以更容易地满足情感需求和获得社交认同感。学校和社会环境中的朋辈影响也可能会让孩子沉迷于电子设备，比如同龄人之间的互动、压力和社会期望等。

如果孩子沉迷于电子设备该怎么办？第一，家长可以和孩子一起制定合理的电子设备使用规则，包括时间、使用场所等，帮助孩子养成良好的使用习惯。第二，家长可以提供丰富多彩的替代活动，比如户外运动和艺术创作等。第三，家长应该和孩子保持良好的沟通，切忌一味地批评和责怪，通过沟通理解孩子使用电子设备的原因和感受，以进行更好的引导。第四，如果家长过度担忧孩子的沉迷情况，可以寻求专业人士的协助和干预。

健康加油站

　　成瘾通常表现为对某种物质或行为的失控和极端依赖，在无法获得该物质或实施该行为时会感到焦虑、不安等负面情绪，而且伴随着对日常生活和功能的明显影响。因此，长时间使用电子设备并不等同于成瘾。在评估一个人是否成瘾时，需要更多地考虑其行为特征、功能影响和心理依赖等方面的因素。

（虞炎秋）

二

成年人的
烦心事

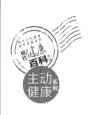

14. 为什么经常感到**工作压力大**，回到家中也**无法排解**

现代社会，职场人士的工作压力越来越大，所引发的焦虑、抑郁等情绪问题也越来越普遍。当我们回到家中时，希望能得到一些放松或缓解，但很多时候不但不会缓解，反而会把工作中的压力带回家中，诱发一些不必要的家庭矛盾。那么，为什么工作压力过大会给我们带来心理健康问题呢？

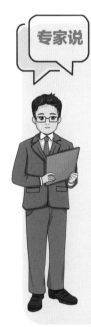

专家说

工作压力过大会引发失眠、焦虑和抑郁等心理健康问题，这种现象被称为职业紧张，已成为全球流行病。导致职业紧张的因素繁多，其中付出与回报失衡尤为突出，这会使劳动者质疑自我价值。此外，工作场合的暴力、歧视或性骚扰等不良事件也可能导致心理问题。适度的紧张能激发潜能，但长期高度紧张且未得到有效修复则可能诱发心身疾病，影响工作效率。许多职业紧张人群在家中也无法摆脱压力，可能引发工作家庭冲突，进而对工作和家庭产生消极影响，甚至损害健康。

如何有效缓解工作压力

　　首先，调整心态至关重要。调整对工作的期待，对自身能力和可能达成的工作业绩有一个清晰的认知，避免设定过高的目标，为自己徒增压力。其次，合理安排工作时间和任务也是缓解压力的关键。优先处理重要且紧急的任务，避免拖延和积压工作。同时，要合理安排休息时间，避免长时间连续工作。此外，寻求社会支持也是缓解工作压力的重要途径。与家人、朋友或同事交流，分享自己的感受和困惑，他们的支持和理解可以帮助减轻负担。参加一些兴趣小组或社交活动，扩大社交圈子，也有助于缓解压力。除了以上方法，还可以尝试一些具体的放松技巧。例如，深呼吸和冥想可以帮助放松紧张的肌肉和大脑，降低焦虑和压力水平；瑜伽、按摩、泡澡等身体放松方法也可以帮助缓解疲劳和紧张情绪；保持健康的生活方式对于缓解工作压力同样重要，保证充足的睡眠时间、饮食均衡、适度运动，都有助于提高身体素质和抵抗力，从而更好地应对工作压力。

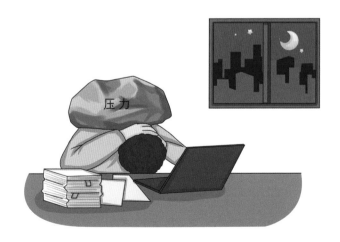

（郭　静）

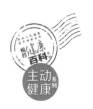

15. 为什么总是担心
孩子的**未来**和**教育**问题

关键词

焦虑 教育

在我们的生活中，有这么一个现象非常普遍：当孩子的考试成绩不好时，首先焦虑的往往是父母。但与其说父母是在焦虑成绩，不如说是在担忧孩子的未来。然而，这种担忧和焦虑自孩子出生以来似乎就没有停止过。怀孕时担忧孩子出生时不健康，上幼儿园担心孩子生病，上学时担心孩子成绩差影响上大学和找工作，孩子结了婚催促生孩子，又开始了新一轮的循环。但实际上，这种过度担忧不一定能真正发挥作用，反而会影响孩子的身心成长。

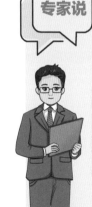

专家说

造成父母担忧孩子未来和教育问题的原因大致有如下两点：第一，家长对孩子未来不确定性的担忧和恐惧。心理学认为，焦虑与不确定性高度相关。人们对于未来的不确定性有着与生俱来的恐惧，加之当前社会"学历贬值"等问题愈发突出，导致家长更加担心与忧虑。第二，家长对孩子的焦虑本质上也是对自己的焦虑。家长总是希望孩子不要再过"辛苦"的人生，所以会尽最大可能去通过教育改变孩子未来的命运。

如何正确规划孩子的教育和未来？第一，对孩子尽责但不越位。在孩子成长的不同阶段做好心理和生理上的照料和陪伴，给予孩子适当的空间，用行动耐心引导孩子，而不是直接"滥用权威"。第二，给孩子足够的信任和支持。孩子是渴望得到父母肯定的，父母应该给予他们信任，允许他们适当地尝试去吃点苦，同时在他们尝试的过程中给予支持，培养孩子的抗逆力。第三，将目光放长远，以孩子的身心健康为首位。父母的担忧是对孩子关爱的表现，但是焦虑的表现形式并不利于孩子的身心健康，家长应当转变观念，一切规划的前提都应以孩子的身心健康为首位，不仅仅是维护孩子生理上的健康，更要关注其心理健康。

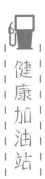

健康加油站

焦虑的代际传递

焦虑的代际传递指父母的焦虑情绪和行为模式通过互动影响孩子，进而影响其心理健康和行为。为打破焦虑的代际传递，父母应意识到焦虑情绪，掌握科学的养育技能，正念教养、自我疗愈、教育培训和社会支持也可帮助父母减少焦虑传递，为孩子营造积极的成长环境，促进孩子心理健康发展。

（郭　静）

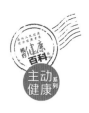

16. 为什么会遭受**家庭暴力**

关键词

家庭暴力　孩子

近年来，有关家庭暴力的新闻频出，让我们不禁开始思考：家庭暴力从何而来，为什么总有那么多人会遭受家庭暴力？

2015年12月27日颁布的《中华人民共和国反家庭暴力法》对家庭暴力做了定义式规定："本法所称家庭暴力，是指家庭成员之间以殴打、捆绑、残害、限制人身自由以及经常性谩骂、恐吓等方式实施的身体、精神等侵害行为。"家庭暴力不仅会使受害者遭受身体上的伤害，更可能导致严重的不良心理后果，同时还可能危及下一代的心理健康。

专家说

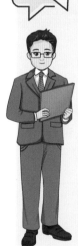

家庭暴力的产生可能来源于多个方面。

（1）原生家庭的影响："暴力的代际传递"是一种社会现象。表面上看，家庭暴力的施害者是家暴的实施者，但从原生家庭的角度来看，他们很可能也是受害者，他们大多生长于一个充满暴力的家庭，从小受到父母的影响，容易习得暴力行为，从而形成一个暴力再生的循环。

（2）社会压力：根据心理防御机制，当人们在外部环境，例如工作中感到备受压力时，碍于"面子"或社会地位等原因，通常会采取压抑的形式，随后将这种挫败感或不如意转移到他们认为合适的场地和对象上，造成家暴的发生。而施暴者往往并不如他们所表现出来的那样自负，相反，他们的内心很可能极度自卑、缺乏安全感，因此他们无法容忍他人的挑战和质疑。

（3）"男尊女卑"等错误观念：如大男子主义文化易导致男性对女性的暴力行为。

（4）性格因素：自卑、嫉妒心强等性格或精神疾病也可能导致家庭暴力的发生。

那么，如何应对家庭暴力？首先，家庭暴力属于违法行为，当遭遇家庭暴力时，应向专业部门求助，如公安部门、法律部门或妇联等；其次，遭遇家庭暴力后出现焦虑、抑郁等心理健康问题时，应向专业心理机构寻求帮助；最后，还应该注意保护孩子，避免或减少孩子目睹家庭暴力，避免孩子受到家庭暴力的伤害或习得暴力行为。

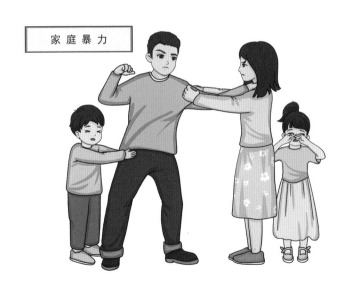

家庭暴力

（郭　静）

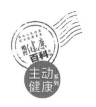

17. 为什么会产生 "容貌焦虑"

关键词

容貌焦虑　审美观　悦纳自我

　　每个人都希望以最好的状态展现在别人面前，但我们却经常在照镜子后对自己的身体形象感到自卑，产生"容貌焦虑"。那么这种焦虑究竟是怎么发生的呢？

　　"容貌焦虑"指个体受社会审美标准及媒介环境影响，对自身的外貌和体型等身体形象感到不自信、不满及不认同，进而陷入焦虑状态。心理学研究表明，女性相较于男性更容易对自己的身体形象感到焦虑。同时，这种焦虑还存在一定年龄结构的分层，20多岁的年轻人相比其他年龄段人群更容易感到焦虑。这种焦虑或自卑可能会影响一个人的心理健康甚至是生命质量。

专家说

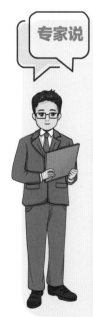

　　"容貌焦虑"普遍存在，由多种因素共同导致，其中主要涉及个体心理和社会压力两个方面。在个体心理方面，首先主要是因为不能够接纳自己，对自己过度挑剔。身体与容貌是与生俱来的，虽然我们通常会用各种方式来美化自己的身体形象或者放大自身的其他优点，但始终无法使自己的身体形象达到理想的状态。其次是自卑感的存在，让我们不敢放大自身的优点。自卑感多源于原生家庭的影响或儿童、青春期的负面社会经历。我们总觉得自己还不够好，而应该更加努力去追求完美，这同时也是无法悦纳自己的一个原因。在社会外部压力方面，环境的影响提高了我们对自己身体形象的预期。当今社会环境过度强调外貌的重要性，大众媒体传递单一的审美标准，例如将容貌出众与事业成功相挂钩，引导大众将自己与屏幕里光鲜亮丽的人做对比，进而产生焦虑。

如何告别"容貌焦虑"呢？首先，树立正确的审美观，认识到每个人的不同，找到一个适合自己健康的身材标准，善于悦纳自己，在社交中保持清醒，不被大众媒介输出的一些错误价值观所误导；其次，适当减少对身体形象的关注，避免在焦虑中内耗，花时间感受和享受生活；再次，可以培养一些兴趣爱好，在享受兴趣爱好的同时还能一定程度上改善自身的气质形象；最后，对于"容貌焦虑"程度较为严重者，还可以寻求专业人士的帮助，例如心理咨询或心理治疗等，通常可以有效减轻焦虑症状。

（郭　静）

18. 为什么会对**性**方面的问题感到**困惑**和**尴尬**

你是否也曾对性有过疑惑，甚至是产生困扰时，却因为这个话题比较"隐晦"而不知道询问谁，认为谈及这个话题是丢人的、见不得光的。从小到大，我们似乎都未曾接受过正式的性教育。那么，究竟是什么导致了我们对性知识的"避而不谈"和"羞于谈之"呢？

性知识　性教育

专家说

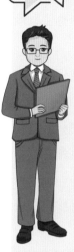

对性方面问题的困惑和尴尬是一种非常普遍的心理现象，这种现象的存在大多数源于文化和社会规范的影响。在大多数文化或信仰传统中，性行为都被视为非常私密和敏感的话题，这种观念可以追溯到人类早期。在人类早期的社会中就强调了性行为的重要性和敏感性，性行为必须在特定的情况下进行，例如在婚姻或其他长期承诺的关系中。在这样的背景下，人们逐渐形成了一种普遍的心理反应，即在谈及性方面问题时常常会感到不自在、尴尬或羞耻等情绪。同时，在这种观念的影响下，性教育相对匮乏，从小到大，无论是父母还是老师，一般都不会明确地为我们普及一些相关知识，这也是我们在谈及性方面问题时感到困惑的原因之一。在孩子问及性方面的问题时，父母的遮遮掩掩其实也是在暗示孩子"你不应该询问父母长辈有关'性'的问题"，这也就让孩子开始受到影响，越来越认为这是一件羞于提及的事情。另外，在两性关系中，许多人担心谈论这个私密话题会冒犯对方，影响双方的感情，因此多数人更难坦率地谈论性行为。

然而，我们应该认识到，"性"本身并不是一件坏事，大胆谈"性"有其必要。对于父母来说，应该给予子女适度的性教育。父母应该根据孩子成长的不同阶段提供不同程度的性知识，例如针对年纪较小的孩子，应该教会其性别角色的社会规范，学会防范性骚扰及求助方法。只有当父母能坦然地向子女普及这些知识时，子女才能愿意和父母主动交流，从而规避一些可能发生的风险。研究表明，能坦然谈性的情侣对彼此之间的关系更满意，主动了解对方的喜好和底线，交流彼此的感受，才能使得伴侣间的性生活更加和谐，加深彼此的信任感，从而有助于稳固双方的感情。

（郭　静）

19. 为什么面对**挫折**和**困难**时会感到**脆弱**和**无力**

挫折描述的是个体在追求特定目标时遭遇的阻碍，导致需求无法满足，进而在内心产生强烈冲突的情绪状态。日常生活中，我们为满足各种需求而努力，但挫折往往难以避免。那么，为什么有的人抗挫能力不足，面对挫折和困难时会感到脆弱和无力？我们又应该如何有效地应对挫折？

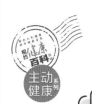

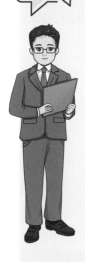

专家说

抗挫能力不足的原因归纳如下：一是性格原因，抗挫能力与个人性格有关，例如自尊心脆弱的个体抗挫能力更差。二是缺少挫折经验，有一部分人从小生长在相对安全的环境中，被父母过度保护，导致缺乏抗挫折的经验和能力。三是对挫折情境的敏感度过高，有的人对挫折或困难的防范心理过强，对于稍微不顺的事便会无限放大。

那么，如何更有效地应对挫折和困难，让我们愈挫愈勇呢？

（1）正确认识挫折：挫折的产生既有必然因素，也有偶然因素。既然我们不可避免挫折，那就坦然面对挫折。同时还应认识到挫折的两面性，其既会给人打击、痛苦，也能促人奋进。

（2）对挫折进行正确归因：只有深刻认识到挫折产生的原因，才能有助于我们更好地应对挫折和困难。心理学家韦纳提出的成败归因理论从控制点（内部或外部）、稳定性和可控性三个维度进行归因。按照此思路，我们应该将挫折产生的原因归为内部不稳定的可控因素，例如努力程度不足，如果我们认为失败是由不努力导致的，则可以通过努力来获得成功。外在的原因通常难以规避或改变，只有找到这类内在原因，才能有效应对挫折。

（3）采取积极的方式应对挫折：心理学研究表明，积极情绪能增强人们应对挫折的韧性和心理弹性，因此，在面临挫折时，不妨放松自己，或寻找合适的方式排解压力，增加积极的情绪体验，等心情有所调节之后再去思考如何有效应对挫折。

（郭　静）

20. 为什么家长与孩子的**关系**容易**紧张**

"孩子见了我们跟见了敌人一样""宁愿躺一天也不愿意陪陪父母",这样的情景是否也经常出现在您的家中?当代社会,随着孩子的长大,亲子关系却可能越来越恶劣,父母和孩子总处于剑拔弩张的状态。紧张的亲子关系可能导致孩子产生抑郁、焦虑等心理疾病和其他问题行为。我们究竟为什么和孩子关系紧张?又是什么破坏了我们的亲子关系?

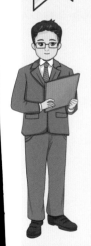

亲子关系紧张是一个宽泛的话题,影响因素也较为复杂。从父母的角度,对孩子期望过高、把自己的愿望强加给孩子是常见的问题,这在心理学领域属于"心理投射",即将自己的个性、喜好和情绪投射到他人身上,以为对方也有同样的特征。作为亲子关系中更主动的一方,父母往往肆意评判与强迫,压抑孩子的个性,此时孩子便会通过叛逆的方式来争夺自己的自主权,引发恶性循环。而从孩子的角度,变化的生理情况、繁重的课业负担本就是父母不直接可见的压力源,父母见到的孩子闷闷不乐、不愿交流的状态还可能是抑郁的表现,却常遭受误解,导致误会进一步加深,孩子的心理状态也越发恶化。

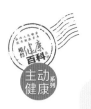

在压力较大的当代社会，父母与孩子的情绪失调和关系恶化已然常见，虽然可以理解，但并不意味着就可任其发展。父母首先应当以身作则，保持稳定的情绪。父母豁达乐观的处世态度也会映照在孩子身上，从而缓和双方紧张的情绪。与此同时，父母也应该创造一个开放的沟通环境，善于倾听，多鼓励、少打击，尊重孩子的想法和意见，而不能依仗孩子的尊重和依赖，一味地让孩子妥协。另外，陪伴的重要性常常被许多家长忽视。随着孩子学龄的不断提高，家长又工作繁忙，亲子相处的时间本就不断减少。适当地抛开工作和学习，利用这些时间一起旅游和运动，既给予自己放松的时间，或许又能让双方更了解彼此的人生导向，增加信任，减少误会。在与孩子相处的过程中，父母的管教方式也要不断变化，慢慢与孩子保持一定的距离感，做到温暖而得体，切忌喋喋不休、自作主张、道德绑架。

（郭　静）

21. 为什么有时候**很难**与**年迈**的**父母沟通**

当父母慢慢变老，与其沟通似乎也越来越困难。只要电话一响便是一顿轰炸，想要与父母表达不满又心生愧疚。家家有本难念的经，与年迈的父母难以沟通是一个常见的问题，年龄差异、健康状况、生活经历等因素都可能导致沟通障碍。但"有苦难言"和"暴跳如雷"无法解决问题，只能放大负面情绪，伤害亲子关系。重视父母因年龄增长而产生的各种变化，以解决问题为导向并耐心沟通，往往能够创造美好的家庭氛围。

为什么与年迈的父母沟通困难？我们可以从两方面来理解。

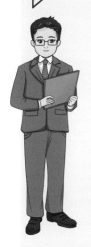

（1）从父母自身角度：父母迈入老年期时，其生理和心理都会产生多种变化。在身体上，他们需要经受自己体能和环境适应力的下降；在心理上，由于激素水平的变化，老年人情绪更不稳定，容易感到孤独和悲伤；在亲子关系上，他们依赖家人的经济支持，需要家人照料，容易产生依赖感，担心遭到家人的嫌弃；在社会关系上，因退出职场和交流渠道的变少，他们极易产生社会疏离的问题。上述原因都使年迈的父母在与子女交流时愈加敏感，给沟通带来诸多不便。

（2）从家庭关系角度：由于家庭成员的价值观、兴趣爱好、生活习惯等存在差异，或家庭资源（包括物质资源和情感资源）分配不均，年迈的父母与家人之间存在代际冲突。沟通冲突便是代际冲突的一种形式，表现为双方无法正常表达感受、沟通地位不平等及互相挑剔等。

面对沟通困难，最基础的应对方式是耐心倾听，聚焦对方在意的部分或者需要解决的问题，使用简单明了的语言回应，并寻

关键词

老年期　代际冲突　倾听

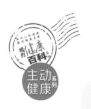
求共同话题以增进感情。而面对不同性格和行为方式的父母，应先认识他们的特点和需要，调整心态，再有效沟通。例如对依赖感比较强的父母，可在沟通前维持一定的界限感，明确自己的立场，用温和的语言解释自己的难处，并以其他形式的照料来补偿；面对控制欲较强的父母，多肯定对方并尝试幽默地回应，可以化解僵局。最重要的是，我们需要对父母保持尊重和关怀，了解父母，才能让子女在沟通中享有主动权，化干戈为玉帛。

（郭　静）

22. 为什么会对**伴侣关系**感到**失望**和**困惑**

你满怀期待地计划了一次浪漫的晚餐，但对方却心不在焉，一直查看手机；你们约定了一次远途旅行，但临行前夕伴侣却因工作安排无法赴约；与孩子吵架时，对方认为你的言辞太过严厉而没有必要；彼此下班后身心疲累，提不起任何交流的兴趣……这样的场景让你感到沮丧和失望，你开始对和伴侣的关系产生怀疑。

理想中的伴侣关系是双方能够互相尊重、信任、理解和支持，并且在亲密关系中找到自身价值，实现自我成长。但生活中的琐事总是不断地吸取彼此的精力，使我们似乎连基本的理解和支持也难以做到。我们应该如何应对这些失望和困惑的时刻，重拾亲密关系中的幸福感？

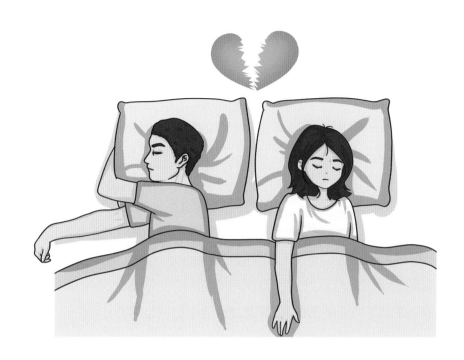

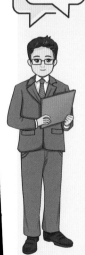

专家说

　　对伴侣关系感到失望和困惑的原因有很多，可能是对方的某些行为与自己的预期不符，也可能是双方沟通不畅，导致误解和困惑；或是理解不足，对伴侣的背景、经历和情感需求的了解不够深入；或是自己的个人问题，如情绪不稳定，并将焦虑和不满映射至对方。产生失望的情绪并不可怕，相反，在失望中发现问题，正视并解决问题，反而能够使这段关系更加坚固。

　　尊重和信任是维持亲密关系最基本的条件，但维持亲密良好的伴侣关系的途径却因人而异。根据依恋理论，每个人在亲密关系中都有自己的依恋类型，可以分为安全型、迷恋型、冷漠型和恐惧型，我们应当

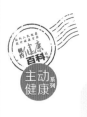
正确认识自己的个性与依恋类型，避免无形中导致伴侣的疏远和自身的焦虑。

　　理想的伴侣关系应尊重每个人的个人空间和需求，同时也注重共同生活的质量。我们需要在个人发展和共同生活中找到平衡。伴侣要支持对方追求个人梦想，同时也要在对方的空缺中找到自己的计划和安排，但切记要重视彼此相处的机会和频率，这样才能增进了解，同频生活。许多伴侣因为共同的价值观走到一起，最后却因为价值观的改变和分离而分道扬镳。这并不是无可奈何的事，只有双方始终重视对方的存在，并保持对家庭、事业、生活等方面共同的追求和目标，伴侣关系才能稳步前行。

（郭　静）

23. 为什么会对**重组**的**家庭关系**感到疲惫或无奈

　　根据国家统计局 2022 年的数据，登记结婚的内地居民中，再婚登记将近半数，占比 46.2%。或是因为初次婚姻的失败和遗憾，或是对人生有了新的体悟，选择再婚重组何尝不是对幸福和完整人生的希望和追求。但面对再婚后的家庭琐事，许多家庭仍然饱受疲惫和无奈的困扰。

重组家庭的家庭结构和冲突往往更加复杂。离婚经历、新旧家庭的关系、继亲子关系、新的家庭财产纠纷等，这些问题对重组家庭都是新的考验。我们需要重视重组家庭成员的负面情绪，厘清这种疲惫或无奈的来源，并通过及时有效的方法实行干预，从而防止家庭经受离异的二次伤害。

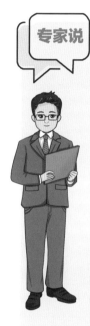

专家说

为什么会对重组的家庭关系感到疲惫和无奈？从内部关系角度来看，家庭重构的基础相对薄弱，重组家庭成员可能无法完全切割与旧家庭的联系。成年人可能需要同时承担对新旧家庭成员的抚养义务，导致更大的经济压力；而继子女可能会认为自己有两个家，进而削弱继子女的家庭归属感，进一步导致继子女的问题行为。上述种种压力和隔阂的相互作用，又增加了重组家庭成员抑郁的可能性。从外部角度来看，社会对重组家庭，尤其是对继父继母抱有一定的刻板印象，正常的家庭纠纷可能也会对成年人的社会形象造成影响，使得成年人对家庭纠纷更加敏感，疲于应对。

重组家庭应该如何维系亲密而温暖的家庭关系？一方面，在家庭重组初期，继父母就应互相明确自己与前任家庭还存在的抚养义务和经济支出，并就自己与前家庭成员的关系和态度与重组伴侣达成一致。同时，继父母要专注于与继子女建立联系，并互相认同彼此相处的规则和角色。另一方面，再婚重组后的双方不能囿于"亏欠心理"或"取悦心理"，更不能在新旧家庭间作比较，将伤痛传递至重组家庭，而应正视重组家庭的家庭功能，给予伴侣充分的信任、真诚和关爱，给予子女充分的陪伴和照顾。简单归纳，就是"规则确认之，爱意维系之"。

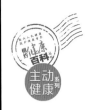

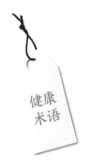

健康
术语

家庭功能

　　家庭功能指家庭成员在社会和情感层面上运作的方式，涵盖沟通、情感表达、角色分配、资源管理、角色模型、社会化、行为控制、情感支持和任务协调等关键方面。家庭功能对个体的心理健康和福祉至关重要，健康的家庭功能可以促进个人成长，而功能失调则可能产生负面影响。

（郭　静）

24. 为什么**家人**之间 要**"好好说话"**

　　一项关于语言暴力的网络调查结果显示，中国家庭中最主要的语言施暴者是父母，占比高达 78.7%。夫妻之间的暴力沟通会伤害感情、破坏信任，而亲子之间的暴力沟通则不利于孩子的成长。我们应当采取温和、尊重、非暴力的方式与家人沟通。

　　非暴力沟通，顾名思义，就是以非暴力原则为基础的沟通方式。在沟通过程中，我们不仅要诚实、清晰地表达自己的想法和感受，同时也要尊重和倾听他人的观点和需求。

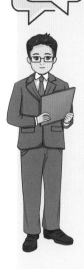

家庭中的语言暴力带来的不良后果远比想象中更可怕。哈佛医学院的研究团队发现，语言暴力甚至会损伤孩子的大脑，进而影响孩子的认知、情绪和决策。家人之间的关系靠爱维护，而当语言暴力发生时，被暴力的那一方（往往是孩子）常因为尊敬和爱而选择自责和隐忍，持续的语言暴力不仅会导致抑郁、焦虑和创伤后应激障碍，更可怕的是还会让孩子误解什么是爱和爱的正确表达方式，从而让语言暴力延续。夫妻之间应当非暴力地进行言语沟通，既维护感情也做好模范。

我们应该如何学会"好好说话"呢？"非暴力沟通"理论的创始人马歇尔·卢森堡提出了非暴力沟通的四个步骤。

（1）观察和正确评论：不带偏见地客观描述事实，而非随意评判甚至指责。避免"翻旧账"，描述行为而非否定其人。

（2）体会并表达感受：多使用"我感到"，而不是直接将感受转化为偏见或评价。

（3）厘清自己的需要：我们产生"失落"或"愤怒"等情绪并不是无端的，而是我们的需要没有得到回应或满足。

（4）请求帮助：借用具体的描述和正向的语言，清楚地告诉对方我们希望他们做什么，避免使用强制或命令的语气，这样家人才能知道如何回应我们的请求。

（郭　静）

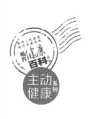

25. 为什么会对**长期患病**的家人感到**无助**和**沮丧**

随着人口老龄化的发展，慢性病和各类重大疾病的患者也逐渐增多。面对需要长期照顾的患病家人，即使大部分照料者采取积极的方式应对，但随着照料时间的增加，还是难免感到深深的无助与沮丧。或因家人持续而不见好转的病情而自责内疚，或因烦琐的照料工作承受体力和经济的双重压力。事实上，照料者与患病家人一样都应被关注，已有相关研究指出，长期照料者的心理健康水平较低，心理疾病的患病风险更大。为了避免整个家庭陷入一轮又一轮的恶性循环，理解照料者负面情绪的来源并分担照料压力非常重要。

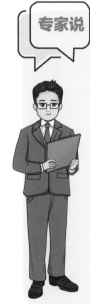

专家说

对长期患病的家人感到无助和沮丧是照料者负担的表现之一。照料者负担是指承担照料义务的人员在常年的照护过程中出现的经济、身心健康以及社会生活适应等各方面的问题。负责照料的家庭成员不仅需要照顾患病家人的日常生活、陪同就诊、监督其服药和治疗行为、提供长时间的陪伴与情感支持，还需要承担维持家庭功能的责任。照料者负担受到多种因素的影响，包括照料者的体力、年龄、受教育程度等个人因素，患者病程时长及复发次数等临床因素，以及高额的治疗费用等经济因素。随着照料时间的增加，照料者也更容易出现睡眠障碍、焦虑、抑郁的症状。

如何减轻照料者负担呢？家庭成员应当统一心理阵线，并做好充分的物质和心理准备，制定完备的护理计划，明确护理细节并彼此分工。照顾慢性病或重大疾病患者是一个持久的过程，照料者需要重视自身的心理健康，也要懂得依靠身边的亲人，不要包揽所有事务。家人之间应互相帮助，分担彼此的压力。与此同时，了解并寻求各类救济途径的帮助也很重要。在经济条件允许的情况下，可以考虑成人日托服务，他们可以提供更专业的服务。除此之外，许多城市都已建立居家照顾、社区协助、专业医疗团队三位一体的长期照护医疗体系，社区也可提供各类照护服务。照料者可以致电当地的老年中心和社区组织，向他们寻求建议。

（郭　静）

26. 为什么不能依赖酒精或药物来缓解情绪和压力

随着社会的发展和生活节奏的加快，成年人的压力来源也越来越多：工作压力、经济压力、家庭关系、人际关系等。处于高度压力状

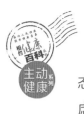

态的成年人饱受失眠、焦虑、抑郁的困扰，往往依赖酒精或各种抗焦虑药物来解压。

实际上，长期过度饮酒会导致酒精使用障碍（AUD），包括酒精滥用和酒精依赖，而不遵医嘱过量服用精神类药物也是如此。酗酒和长期饮酒的人在高压力和创伤状态下更容易增加饮酒，形成恶性循环。依赖酒精和药物不仅无法解压安神，还会对身体造成损害，甚至影响我们对身边人的态度和行为，无形中伤害亲友。因此，切忌依赖酒精或药物来缓解压力和负面情绪。

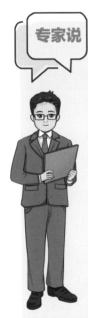

专家说

药物或酒精确实具有减轻焦虑的疗效或特性。但大剂量使用抗焦虑药物会导致一系列副作用，如木僵和呼吸抑制等，因此需要遵循医嘱，避免滥用。

酒精与压力的关系要比我们想象的更复杂。酒精确实具有减轻焦虑的特性，可以缓解压力、激活身体的压力反应系统，但长期饮酒也会变成一种压力源，产生酒精使用障碍，增加食管癌、肝癌、肝硬化、癫痫等非传染性疾病和心境障碍、注意缺陷与多动障碍等心理疾病的患病风险。有研究显示，在压力或创伤中饮酒的人情绪失调的风险更大；长期反复饮酒或戒酒会扰乱人体的神经内分泌应激反应系统，导致肢体震颤、恶心、呕吐、出汗等戒断症状的出现。在家庭关系上，父母饮酒可能会导致家庭暴力和虐待儿童等行为，长期酗酒者往往逐渐丧失对家庭和社会的责任感，变得自私、冷漠，减少对家庭成员的关爱和关注，

关键词

压力 药物 酒精使用障碍

导致家庭关系疏远；孩子也可能会模仿成年人的饮酒行为，养成不良的生活习惯。

其实有其他更好的方法帮助我们缓解压力：运动可以使身体产生内啡肽、多巴胺等成分，缓解抑郁或焦虑；向家人倾诉心中的苦楚和焦虑，他们的安慰和支持会令自己充满力量；在繁忙的工作间隙尝试 15 分钟左右的冥想可以稳定情绪，提升自身的价值感和存在感；另外，音乐、阅读等爱好也是更健康的解压方式。

（郭　静）

≡

守护最美
夕阳红

27. 为什么老年人**退休**后容易感到**失落**

不少老年朋友刚退休时，会因摆脱工作而感到自由和放松，但是几个月后，"永久休假"的新鲜感开始消退，转而常常感到失落。例如，认为单位和社会不再需要自己了，觉得生活没有盼头了，等等。那么为什么老年人退休后容易产生失落等不良情绪呢？

很多老年人退休后个体生活状况发生了改变，而他们难以适应这些变化，从而产生失落、焦虑、抑郁、悲哀、恐惧等消极情绪。这些情绪问题若长时间得不到解决，就会发展为离退休综合征，进而干扰和损害老年人的生理功能和抵抗疾病的能力，引发或加重各种心身疾病，因此退休老年人要注意及时进行心理调节，正确面对退休这一重大生活变动。

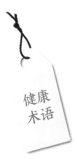

健康术语

离退休综合征

离退休综合征是指老年人由于离退休后不能适应新的社会角色、生活环境和生活方式的变化而出现的焦虑、抑郁、悲哀、恐惧等消极情绪，或因此产生偏离常态行为的一种适应性的心理障碍。

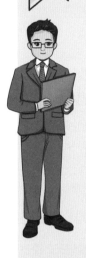

造成退休老年人产生不良情绪的因素主要包括四个方面。一是难以适应退休后的角色和生活方式。老年人会因退休而丧失原有的劳动者角色，规律的工作变为松散的一般化生活而难以适应。二是多样化的家庭问题更加突出。对于刚退休的人来说，从工作环境回归家庭环境，大部分老年人都面临着各种各样的家庭问题需要解决。三是离开工作岗位可能会导致老年人与社会的接触减少，产生孤独感。四是退休后老年人的空闲时间增多，使其多思多虑，敏感性增加，加上年老所致身体状况不如从前，更容易产生失落、焦虑、抑郁等不良情绪。

如何应对这种不良情绪呢？一是适时调整生活目标，逐步将人生目标从事业转移到个人生活中。自我调节困难或不成功时，要及时进行心理咨询或请心理医生治疗。二是培养有益于身心健康的爱好。老年人退休后应继续学习新知识，培养兴趣爱好，参加体育锻炼，与志同道合的朋友一起活动，享受群体的欢乐。三是保持良好的作息时间，每天多与家人沟通交流。子女也应该多关注老年人的情绪变化，让老年人感受到来自子女和家庭的关爱。

（王静夷）

28. 为什么**老年人**在**空巢期**会感到**孤独**

近年来，随着我国人口老龄化和家庭结构小型化，越来越多的老年人与子女分开居住，致使这些老年人成为空巢老年人。与非空巢老年人相比，空巢老年人缺乏子女的陪伴，社会支持较少，部分老年人还存在经济压力大、身体状况不佳但缺少亲人照顾等问题，因而常常感到孤独。那么孤独感会对老年人造成哪些不良影响呢？

孤独感不仅会增加老年人抑郁、焦虑等精神疾病的患病风险，降低老年人的幸福感，同时也会增加老年人罹患高血压等躯体疾病的概率，并与死亡率和老年人自杀想法的增加有关。因此，应当重视空巢老年人的孤独感问题。

专家说

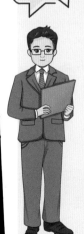

孤独感是一种不愉快的、主观的体验，源于期望的社会关系和实际的社会关系间的差异。造成空巢老年人产生孤独感的因素主要来自三个方面：社会关系、社会经济状况和健康状况。在社会关系方面，来自家庭的支持是老年人最主要的社会支持来源，其中子女是非常重要的社会关系，与子女联系的减少是孤独感产生的直接原因。此外，随着年龄的增大，朋友、同事的离世或搬迁等会导致老年人的社交圈逐渐变小，进而加剧孤独感。在社会经济状况方面，老年人面临的财务困难以及对未来经济状况的担忧，如对养老、

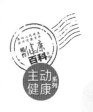

医疗保障等的担忧，都可能造成或加重老年人的孤独感。在健康状况方面，老年人若身体功能不佳，影响其日常活动能力，从而降低社交活动的频率，最终产生或加剧其孤独感。

如何有效缓解空巢期的孤独感？首先，老年人应在心态上进行调整，子女"离巢"是家庭发展的必然趋势，应积极接纳这一事实，加强夫妻情感交流，进一步改善夫妻关系。子女也应该增加与老年人的情感沟通，增强联系，提供必要的支持。其次，老年人可以发展兴趣爱好，主动结交朋友，饲养宠物，将注意力从孩子不在身边的痛苦中转移出来。最后，老年人可以积极投身到社区服务和建设中，发挥自身专长，参与志愿组织。有专业技术的老年人也可以通过返聘从事专业工作或成为顾问，让自己有目标感，使内心更加充实，缓解空巢期的孤独感。

（王静夷）

29. 为什么**老年人**容易 **闷闷不乐、不愿交流**

有些老年朋友总是闷闷不乐，对什么事都不感兴趣，不愿意与人交流，并且经常感觉身体不舒服，例如食欲下降、睡眠不佳、全身乏力、记忆力下降等。出现这些症状，有可能是得了老年抑郁症。

作为老年人的常见精神障碍之一，老年抑郁症具有高发病率、高致残率、高复发率、低识别率和低治疗率等特点，其危害不容小觑。

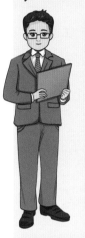

老年抑郁症指发生于老年期（≥60岁）的抑郁症，主要表现为长时间的闷闷不乐、兴趣下降、做事提不起劲等。从老年抑郁症的危险因素来看，退休带来的心理冲击、家庭关系不和谐、配偶病重或丧偶、收入骤减与经济压力、衰老与疾病等，都可能会引发或加重老年人的抑郁症状。

老年抑郁症就发生在我们身边，但能及时确诊的老年人非常少。这源于老年患者通常对忧伤的情绪不能很好地表达，且在躯体症状上表现突出。对躯体健康的过度关注会误导医生进行大量的身体检查，且非心理科医生对抑郁症的识别率较低。同时，由于心理疾病的社会污名化、与其他慢性病共病率高、认知损害等多种因素的复杂作用，老年抑郁症的早期诊断较为困难。

如何防治老年抑郁症呢？防治的关键是早发现、早诊断、早治疗。老年人若发现自己在最近2周内：①每天大部分时间都感到不开心或闷闷不乐，甚至感到痛苦；②对平时爱好的、有兴趣的事情，不再像以往一样愿意每天或经常去做了，或者在这些活动中难以像过去一样感到高兴和愉快了，那么就需要尽快去找心理医生进行评估。一旦确诊为老年抑郁症，应配合医生，定期服药和复查。在这里提醒老年朋友，如

关键词

老年抑郁症 早诊断 早治疗

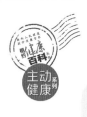

果症状明显，千万不要排斥用药，因为抗抑郁药物能够帮助您迅速改善抑郁症状，减少消极观念。家人和社区则应给予抑郁老年人更多的关注、陪伴和支持，提供物质和精神上的双重保障，帮助老年人早日康复。

（王静夷）

 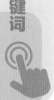

老年焦虑症 危险因素

30. 为什么**老年人**总是感觉**紧张**、**焦虑不安**

有些老年朋友经常会为了一些生活小事而紧张、焦虑不安；总是怀疑自己得了某种疾病，惶惶不可终日；变得很容易生气或急躁；对各种事情担心过多，难以放松下来等。如果这些表现持续超过 1 周，无法缓解，应该警惕老年焦虑症。

焦虑并不是年轻人的"专利"，很多老年朋友同样会患焦虑症。老年焦虑症是可以治愈的心理疾病，但因识别率低，很多患焦虑症的老年人没有得到正规的治疗，从而显著影响老年人的生活质量，降低幸福感，严重威胁老年健康。

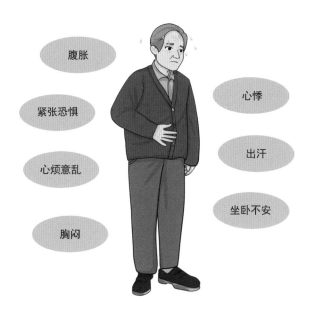

腹胀

紧张恐惧

心烦意乱

胸闷

心悸

出汗

坐卧不安

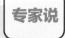

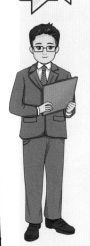

　　老年焦虑症往往和多种因素相关，常见的危险因素包括：①人格特质：通常做事谨小慎微、优柔寡断、依赖性强、常自怨自责的老年人更易出现焦虑症。②对死亡的态度：老年人各项生理功能的退化使他们面临死亡威胁，对死亡感到恐惧，又担心濒死时被遗弃，增加了焦虑症的发病风险。③健康状况：老年人自己主观感觉到的健康状况越差，焦虑水平往往就越高。同时，因疾病而失眠也会使老年人产生很高的焦虑情绪。④职业及角色转变因素：老年人退休后，生活从工作状态进入无工作状态，赋闲在家，内心容易空虚、焦虑。

如何防治老年焦虑症

　　（1）保持良好的心态：不要大喜大悲，放宽心，凡事顺其自然，保持心情稳定。

（2）自我疏导：出现焦虑情绪时，要意识到这是焦虑症状，学会正视它，可以通过转移注意力等方法及时消除焦虑。积极参加户外活动、社区工作和娱乐、老年大学等，将注意力转移到新的事物和体验上。

（3）自我身心放松：感到焦虑时，可以通过自我放松的方式进行相应的情绪调节。例如，静静地端坐不动，闭上眼睛，然后对自己有意识地下放指令：头部和颈部缓缓放松，再到四肢部位，甚至到手指、脚趾全部放松。

（4）主动寻求帮助：遇到焦虑情绪而难以解脱时，应及时到专业的医学心理科就诊，避免贻误干预时机。通过科学、有效的药物和心理干预，老年焦虑症会得到明显改善。

（王静夷）

31. 为什么**老年人**容易**遗忘**、**记忆力下降**

很多老年朋友感慨随着年龄的增加，记性越来越差，有时候会忘记自己刚打算做的事情，忘记某个名称或词语，将东西放错位置等。这些可能只是正常衰老的表现，遗忘、记忆力衰退是老年人常见的问题。当然，如果记忆力下降比较严重，则需要去医院检查是否出现了认知功能障碍。

老年人记忆力下降的原因是多方面的，涉及衰老、遗传、慢性疾病和生活习惯等多个层面。从衰老的生理过程来看，大脑的结构和功能随着年龄增长而逐渐改变，这是老年人记忆力减退的核心原因。遗传方面，特定基因型的携带者更易受到记忆力衰退的影响。慢性疾病如心脑血管疾病、糖尿病等，以及不健康的生活习惯都可能加剧记忆力的下降。

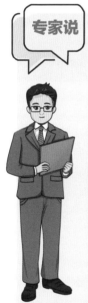

专家说

在已有的研究中，专家们已经找到了多个与记忆力衰退相关的因素，其中包括自然衰老、载脂蛋白E（APOE）ε4 基因型、慢性疾病（心脑血管疾病、糖尿病等），以及个人的生活方式（体育锻炼、饮食习惯、饮酒、吸烟、认知活动和社交情况）等。与其他因素相比，调整生活方式可以较为容易地对个人的整体健康状况及记忆力产生积极影响。

尽管老年人的记忆力有自然衰退的趋势，但仍然可以通过一些方法减缓这一过程。以下6方面措施可以帮助老年人缓解记忆力下降：第一，饮食均衡，建议每天摄入不同类主要食物，包括水果、蔬菜、鱼类、肉类、乳制品鸡蛋、谷物、豆类、坚果等。第二，保持体育锻炼，每周至少完成 150 分钟中等强度运动或 75 分钟高强度运动。第三，积极社交，如参加聚会、拜访亲友、旅游或线上交流。第四，增强脑力锻炼，每周至少进行两次认知活动，比如写作、阅读或参与棋牌类游戏。第五，避免吸烟。第六，避免饮酒。

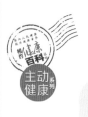

轻微的记忆减退是正常衰老过程的一部分，但如果出现显著的记忆力问题或认知功能急剧下降，应及时寻求医生的帮助，以排除认知功能障碍等疾病。

（王静夷）

32. 为什么身体**衰老**和**疾病**时容易感到**无助**和**恐惧**

面对身体的衰老和疾病，老年人常常感到无助和恐惧。这种感觉并不少见，实际上世界各地的老年人都会出现类似的感受。

无助和恐惧的原因很可能与老年人身体功能下降、慢性疾病增多，以及心理和社会因素相关。例如，对生活的控制感减弱，对身体状况的担心，对死亡的恐惧，社会对衰老的歧视等，都与老年人的心理状态相互影响、相互关联。如何让老年人积极正确地看待疾病与衰老，对提升他们的身心健康水平至关重要。

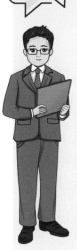

身体的自然衰老和慢性疾病的增加往往会给老年人带来心理上的压力。首先，身体功能的下降和健康状况的恶化使得他们无法像以往那样独立和自主，这种失去控制的感觉会导致无助感。其次，老年人可能对未来感到不确定，担心身体状况的进一步恶化以及随之而来的痛苦和生活上的不便。对于终老和死亡的思考也是导致恐惧和焦虑的常见原因。此外，社会和文化因素也在这个过程中扮演着重要角色。在很多文化中，衰老和疾病常常被看作是负面的，这可能加剧老年人对衰老的焦虑。现代社会对青春和健康的过度强调也可能让老年人感到被边缘化，增加他们的孤独感和无助感。

应该如何应对这种无助和恐惧的负面情绪呢？对于这些心理上的挑战，关键是要给老年人提供一个支持性和理解性的环境。已有的研究表明，从配偶和子女那里得到更好的精神安慰和日常照顾的老年人，对衰老往往能产生更积极的自我认知。社会需要为老年人提供更完善的医疗资源和照护服务，帮助他们应对衰老和疾病。此外，针对老年人的心理健康教育也很重要，有助于他们掌握调节心理状态的技巧，减轻心理压力。

（王静夷）

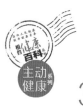

33. 为什么**老年人**对**新科技**会感到**陌生**和**抵触**

关键词

新科技　陌生感　抵触感

随着科技的迅猛发展，新科技产品如智能手机、平板电脑等成为日常生活中不可或缺的一部分。然而，许多老年朋友对这些新科技感到陌生甚至抵触。为什么老年人会对新科技产生这样的感受呢？

随着年龄的增长，老年人的适应能力和认知功能逐步减退，再加上技术进步的速度太快，使他们在操作智能设备时感到困惑和无助。此外，缺乏适当的学习资源以及社会对老年人的刻板印象，进一步降低了他们的自信心。某些心理因素，如对失败的恐惧和对隐私安全的担忧，也导致了老年人对新科技的抵触。因此，有必要通过合适的支持和帮助，缓解老年人对新科技的陌生和抵触感，帮助他们接受和学会使用新科技，改善生活质量。

专家说

老年人对新科技的陌生和抵触感主要源于几个方面。首先，随着年龄的增长，老年人学习新事物的能力可能会减弱，这使得接受和适应新技术成为一项挑战。其次，老年人可能缺乏与新科技相关的教育和培训机会，这加剧了他们对新科技的不熟悉和不适应。此外，从心理学的角度看，人们倾向于维持熟悉和习惯的事物，对于改变感到抵触，这种现象在老年人中尤为显著。老年人在长期的生活经历中已经建立了一

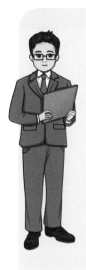

套行之有效的解决问题的方法，新科技的介入可能会打破这种平衡，引起不安和排斥。

尽管老年人容易对新科技感到陌生或抵触，但只要克服了初期的障碍，他们是愿意且有能力学习和使用新科技的。通过适当的教育和支持措施，可以促进老年人对新科技的接受和使用，如耐心讲解新科技设备的使用方法、向老年人强调科技的实际益处（如智能手机可与家人远程视频交流）、推广设计适合老年人的科技产品（如易于理解的操作界面、大字体显示）等。通过这些方法，老年人不仅能够逐渐减少对新科技的陌生感和抵触感，还能学会如何利用这些工具来提升生活质量并保持与社会的联系。我们需要认识到，科技教育对老年人来说是一个持续的过程，需要耐心、理解和持续的支持。

（王静夷）

34. 为什么**老年人**与**子女**的关系越来越**疏远**

随着社会的快速发展和文化的多元化，不同年代的人在价值观、生活方式和交流方式上存在显著差异。这些差异在老年人和其子女之

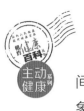

间尤为明显。许多老年人感到自己与子女的关系越来越疏远，这种现象是多个因素共同作用的结果，主要可以归纳为心理因素、社会文化变迁和生活方式的改变。

老年人与子女之间关系的疏远可能会影响老年人的社会网络，加深他们的孤独感，甚至增加抑郁、焦虑和其他心理健康问题的风险。因此，我们需要认识到老年人的情感需求，重视老年人与子女之间的关系。

关键词

老年人 子女 关系疏远

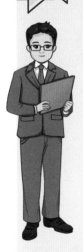

老年人感觉与子女关系疏远可能由多种因素造成。首先，心理因素在这个过程中扮演着重要角色。随着年龄的增长，老年人可能会感到被忽视或不被需要，这种感觉加剧了他们的孤独感和被遗弃感。其次，社会文化的快速变迁也是一个重要因素。现代社会的快节奏和工作压力可能使子女没有足够的时间和精力与老年父母保持密切联系。此外，生活方式的改变也是导致老年人与子女疏远的一个原因。随着技术的发展，年轻一代越来越依赖于数字通信方式，而老年人可能更习惯于传统的面对面交流，这种交流方式的差异会导致隔阂。

面对这一问题，可以采取多种措施来积极改善老年人与子女的关系。双方需要共同努力，互相理解和尊重。子女应该尝试理解老年人的感受和需求，尊重他们的生活方式和选择；老年人同样需要理解子女面临的压力和挑战，给予他们支持和理解。社区和社会机构可以提供关于家庭关系的教育和咨询服务，帮助家庭成员理解彼此的期望，并提供解决冲突和增进理解的方法和技巧。总之，我们需要通过多方面的努力，逐渐缩小两代人之间的差距，增进理解和尊重，改善老年人与子女之间的关系，增强家庭的凝聚力。

（王静夷）

35. 为什么**老年人**与**孙辈**相处时感到有**代沟**

老年人在与孙辈相处时，是否曾感到摸不着头脑，不知道该如何打破隔阂？也许，这正是代沟的影响。

代沟指的是由于不同年龄群体在思想观念、价值观、生活方式和文化背景等方面的差异，导致难以相互理解、沟通和接纳的现象，主要用于描述不同年龄层次之间的认知差异和文化冲突。代沟并非一种单一的现象，而是一个复杂的社会现象，受到文化、社会结构、技术发展、心理认知等多方面因素的影响。在处理代沟时，理解并尊重不同年龄群体之间的差异，促进良好的沟通和相互理解，是缓解代沟问题的关键。

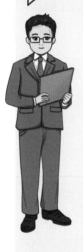

代沟的产生原因涉及文化、科技、心理等多个层面。在文化方面，老年人在成长过程中经历了不同的社会背景和文化氛围，他们的价值观和行为习惯通常根植于传统观念。相反，孙辈成长于信息爆炸和全球化的时代，接受的文化相对更为多元和开放，这种文化差异导致老年人对孙辈的一些行为和言语感到难以理解，加深了代沟。在科技方面，老年人接触的现代科技较少，智能手机、社交媒体等已成为孙辈生活的一部分，老年人对这些新技术的陌生感使得他们在与孙辈的交流过程中感到局促和困扰。这种技术鸿沟增加了双方的隔阂，对老年人的心理健康产生了负面影响。心理隔阂的形成也是老年人感到代沟的原因之一。由于思想观念、生活方式等方面的差异，老年人可能感到孙辈对他们的理解不足，甚至出现被忽视或被排斥的感受。这种心理上的隔阂会影响老年人的心理健康，导致孤独感、无助感等负面情绪。

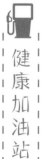

健康加油站

较易产生代沟的老年人

代沟的产生与老年人的个体特征有一定关系，包括价值观念保守、新技术接触较少、教育水平较低、沟通交流存在障碍（如听力下降）、对改变有抵触心理、社交圈狭窄等。这部分老年人的代际关系和心理健康需要得到更多的关注与支持。

（王静夷）

36. 为什么会发生**老年痴呆**

在人类寿命逐渐增长的同时，老年痴呆的危险也在悄然而至。老年痴呆不仅让患者陷入记忆的迷雾，同时也对家庭和社会造成了巨大的负担。那么，究竟是什么因素使得一些人更容易陷入老年痴呆的泥沼呢？

老年痴呆的危险因素主要包括遗传、高龄、不健康的生活方式、躯体疾病（如心血管疾病和代谢相关疾病、听力下降）和心理健康问题（如抑郁、焦虑）等。了解这些危险因素，有助于我们采取积极的措施来降低患病风险，为老年生活带来更多健康和幸福。

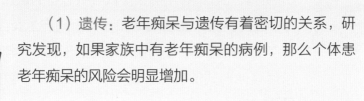

老年痴呆的危险因素众多，涉及遗传、年龄、生活方式、躯体健康和心理健康等多个方面。

（1）遗传：老年痴呆与遗传有着密切的关系，研究发现，如果家族中有老年痴呆的病例，那么个体患老年痴呆的风险会明显增加。

（2）年龄：老年痴呆是一个与年龄密切相关的疾病，随着年龄的增长，大脑的功能逐渐减退，神经细胞的死亡速度加快，从而增加了患老年痴呆的风险。

（3）生活方式：生活方式也与老年痴呆的发生密切相关，长期的不良生活习惯，如高脂饮食、缺乏锻炼、吸烟、过度饮酒、社会隔离等，都会增加老年痴呆的风险。

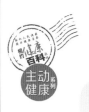

（4）躯体健康：部分躯体疾病与老年痴呆之间存在紧密联系。高血压、脑卒中、心肌梗死、糖尿病等心血管疾病和代谢相关疾病会影响大脑的血液供应，导致大脑细胞受损和脑结构改变。听力下降如果不进行治疗和干预，也会大大增加老年痴呆的风险。

（5）心理健康：心理健康问题，尤其是长期的抑郁和焦虑，也是老年痴呆的潜在危险因素。研究表明，情绪不稳定可能引发大脑中与老年痴呆有关的化学变化，从而加速大脑的衰老过程。

健康加油站

老年痴呆是一种慢性、进行性的脑部疾病，主要影响认知功能，包括记忆、学习、判断、语言、思维和执行功能等。老年痴呆不仅导致患者的认知能力下降，还对其日常生活活动和社交互动产生负面影响。阿尔茨海默病是老年痴呆最常见的形式，老年痴呆还包括其他形式的痴呆，例如血管性痴呆、额颞叶痴呆等。

（王静夷）

37. 为什么**老年人**面对**丧偶**之痛会感到难以承受和释怀

对于老年人来说，失去多年的伴侣是十分沉重的。丧偶不仅是家庭遭遇的一场极大变故，更是对心灵造成深远冲击的过程，部分老年朋友甚至长期走不出丧偶的阴影。为何老年人在面对丧偶之痛时会感到如此难以承受和释怀呢？

沉重的丧偶之痛主要源于与配偶的深厚感情纽带、社会隔离和孤独感、痛苦情绪对健康的负面影响、家庭角色和责任的转变、对死亡的恐惧等。及时的心理健康服务和社会支持对帮助老年人渡过这一阶段至关重要。

专家说

老年人面对丧偶之痛时难以承受和释怀涉及多方面因素，包括心理、社会和生理等多个层面。

（1）随着年龄增长，许多老年人已经与配偶度过了漫长的时光，建立了深厚的感情纽带。失去伴侣后，他们可能感到极度失落和孤独，因为与配偶共同度过的岁月和回忆构成了他们生命中不可或缺的一部分。

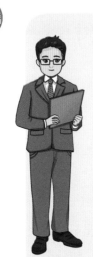

（2）夫妻关系在社交网络中扮演着关键角色，失去伴侣可能导致社会联系的减少，从而增加孤独感和沮丧感。

（3）健康问题也是一个重要因素，心理和躯体健康相互影响，因此丧偶后情感上的痛苦可能会对躯体健康产生负面影响。

（4）夫妻通常在家庭中分担不同责任和角色，例如经济支持、照顾孩子和完成家务。失去伴侣后，老年人可能感到自己需要承担的责任和工作变多了，失去了原有的支持，这种失落感可能是他们难以释怀的原因之一。

（5）面对配偶的去世，老年人会更加直接地面对死亡的恐惧，这种认知可能引发对生命的深刻反思，增加了失去伴侣的痛苦感。

在面对丧偶之痛时，丧偶者可以通过寻求外界的支持、与家人和朋友分享感受、积极参与社交活动、培养兴趣爱好、重新整理房间或换个生活环境等方式来调节自己的心态。如果长时间没有好转，专业的心理咨询和治疗会有助于缓解痛苦并促进适应的过程。

（王静夷）

38. 为什么**老年人**面对**心理问题**时会感到"**难以启齿**"

老年人中有一个较为普遍却被很多人忽视的问题，那就是心理健康的隐秘困扰。为何老年人在面对心理问题时往往感到羞愧和难以启齿，不愿意主动寻求帮助呢？

当今社会，老年人的心理健康问题具有普遍性，但很多不必要的误解和担忧使老年人在面对心理困扰的时候选择保持沉默。例如，社会传统观念往往把有心理问题的人视为弱者，部分老年人相信心理问题可以靠意志或时间自愈，担心自己因为心理问题被孤立等。我们需要通过共同努力来打破沉默，为老年人提供更全面的心理健康教育资源和更可及的心理卫生服务，让他们在晚年也能享受到心理健康的幸福。

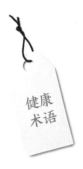

健康术语

病耻感

病耻感是指在面对疾病、疼痛等身体不适时，产生的一种羞耻、尴尬、自卑和不安的情感状态。这种感受常常会使人产生隐瞒、逃避、拖延就医等行为，从而导致疾病加重甚至危及生命。

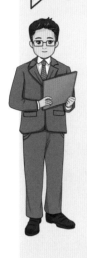

老年人对心理健康问题的沉默由多种因素导致。

（1）社会传统观念：老年人往往希望自己是经验丰富的智者，害怕被视为弱者，这使得老年人在面对心理问题时感到额外的羞愧和压力。

（2）老年人对心理问题存在误解：很多老年人可能抱有"时间可以治愈一切"的观念，认为心理问题是暂时的，可以通过坚强的意志力或时间来自愈，因此不太愿意主动寻求专业帮助，而更倾向于默默忍受内心的困扰。

（3）孤独感与社会隔离的双重困扰：老年人普遍面临着生活圈子缩小的问题，随着亲友离世和健康状况的变化，他们可能感到越来越孤独。这种孤独感会进一步加剧老年人面对心理问题时的"难以启齿"，担心分享自己的困扰会让自己成为社交中的"负担"，因此宁愿选择独自承受，而不是寻求外界的支持。

老年人面对心理健康问题的病耻感，实际上是一个需要我们深刻思考和解决的社会难题。我们要打破社会观念的束缚，为老年人创造一个理解和支持的环境。同时，提高老年人对心理健康的认知水平，让他们明白寻求帮助并不是软弱的表现，而是使自己拥有更好生活的一种负责任的态度。

（王静夷）

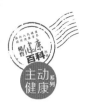

相约健康
百科丛书

人物关系介绍

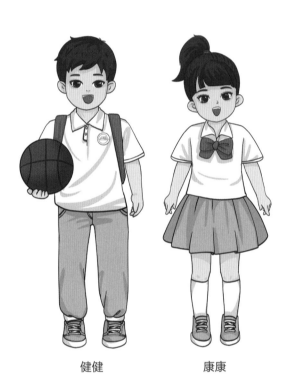

健健　　　　　康康

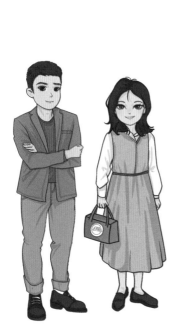

爸爸　　　妈妈

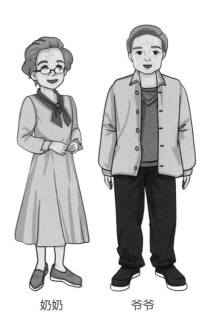

奶奶　　　爷爷

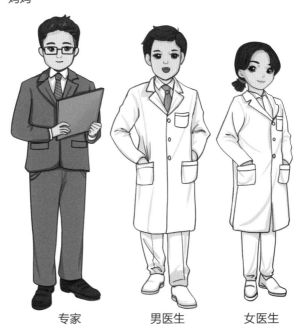

专家　　　男医生　　　女医生

图书在版编目（CIP）数据

家庭的健康密码 / 梁晓峰，罗力主编 . -- 北京 ：人民卫生出版社，2024. 7. --（相约健康百科丛书）.
ISBN 978-7-117-36632-8

I. R161

中国国家版本馆 CIP 数据核字第 2024HE3357 号

| 人卫智网 | www.ipmph.com | 医学教育、学术、考试、健康，购书智慧智能综合服务平台 |
| 人卫官网 | www.pmph.com | 人卫官方资讯发布平台 |

相约健康百科丛书
家庭的健康密码
Xiangyue Jiankang Baike Congshu
Jiating de Jiankang Mima

主　　编：梁晓峰　罗　力
出版发行：人民卫生出版社（中继线 010-59780011）
地　　址：北京市朝阳区潘家园南里 19 号
邮　　编：100021
E - mail：pmph @ pmph.com
购书热线：010-59787592　010-59787584　010-65264830
印　　刷：天津市光明印务有限公司
经　　销：新华书店
开　　本：710×1000　1/16　印张：23
字　　数：298 千字
版　　次：2024 年 7 月第 1 版
印　　次：2024 年 8 月第 1 次印刷
标准书号：ISBN 978-7-117-36632-8
定　　价：75.00 元
打击盗版举报电话：010-59787491　E-mail：WQ @ pmph.com
质量问题联系电话：010-59787234　E-mail：zhiliang @ pmph.com
数字融合服务电话：4001118166　E-mail：zengzhi @ pmph.com